AF329199

MÉMOIRE

SUR

L'ARNICA MONTANA

SUIVI DE

QUELQUES REMONTRANCES A M. LE PROFESSEUR FONSSAGRIVES

PAR

LE Dʳ IMBERT-GOURBEYRE

PROFESSEUR A L'ÉCOLE DE MÉDECINE DE CLERMONT-FERRAND
MÉDECIN CONSULTANT AUX EAUX DE ROYAT
COMMANDEUR DE L'ORDRE DE CHARLES III

PARIS

LIBRAIRIE J.-B. BAILLIÈRE ET FILS

19, rue Hautefeuille, près du boulevard St-Germain

1877

MÉMOIRE

SUR

L'ARNICA MONTANA

SUIVI DE

QUELQUES REMONTRANCES A M. LE PROFESSEUR FONSSAGRIVES

MÉMOIRE

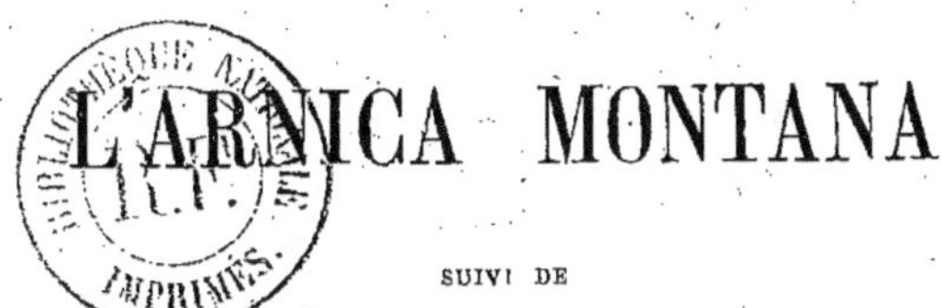

L'ARNICA MONTANA

SUIVI DE

QUELQUES REMONTRANCES A M. LE PROFESSEUR FONSSAGRIVES

PAR

LE Dr IMBERT-GOURBEYRE

PROFESSEUR A L'ÉCOLE DE MÉDECINE DE CLERMONT-FERRAND
MÉDECIN CONSULTANT AUX EAUX DE ROYAT
COMMANDEUR DE L'ORDRE DE CHARLES III

PARIS

LIBRAIRIE J.-B. BAILLIÈRE ET FILS

19, rue Hautefeuille, près du boulevard St-Germain

1877

[illegible]

MÉMOIRE SUR L'ARNICA

SUIVI DE QUELQUES REMONTRANCES A M. LE PROFESSEUR FONSSAGRIVES

—

INTRODUCTION.

Qui ne connaît l'arnica ? L'usage en est vulgaire dans le traumatisme : cependant nous ignorons encore grand nombre de ses propriétés. Ses vertus vulnéraires sont même en conteste. Je viens aujourd'hui donner un coup de pioche sur ce terrain, à propos d'un fait d'empoisonnement dont j'ai été témoin.

J'ai une autre raison. Chemin faisant, il m'est tombé sous la main un article Arnica du *Dictionnaire encyclopédique des sciences médicales*, dû à la plume de M. le docteur Fonssagrives. Ce professeur distingué de la faculté de Montpellier pose en adversaire de Hahnemann. Dans son petit factum, il fait preuve dans l'espèce d'une science plus qu'écourtée et parle d'une manière fort inconvenante *des adeptes de l'homœopathie*. Cela me touche un peu : il faut que je réplique.

Observation I. — Le 1ᵉʳ juillet 1874, je suis appelé auprès de Madame Chab..., maîtresse d'hôtel aux eaux de Royat. Cette dame, multipare, enceinte de nouveau de huit mois, avait pris sur les

Imbert-Gourbeyre

7 heures du soir un potage. Comme elle se sentait l'estomac fatigué, elle veut prendre un petit verre de curaçao, mais elle se trompe de bouteille et prend à la place deux cuillerées à bouche environ de teinture d'arnica.

Immédiatement après avoir bu, elle éprouve un sentiment de brûlure au gosier qui persiste ; cinq minutes après, douleur violente au creux de l'estomac qui dure un quart d'heure ; en même temps chaleur et sueur considérable qui l'oblige à changer de chemise. Il existe aussi des nausées. Au bout d'une demi-heure, envie d'aller à la selle et petite selle avec colique. Pendant cette première crampe douloureuse de l'estomac, il survient une envie de dormir presque irrésistible. J'arrive quarante minutes après l'accident.

Je trouve la malade alitée, figure rouge, pouls fréquent, peau chaude, halitueuse, ne se plaignant pour le moment de rien autre que d'une envie énorme de dormir. J'administre ipéca 3 en potion, une cuillerée toutes les dix minutes. Le sentiment de brûlure à la gorge n'a persisté que pendant le premier quart d'heure. De 8 à 10 heures du soir, Madame Ch... a été prise de trois autres crampes douloureuses de l'estomac, mais moins fortes et moins longues que les premières, puis elle a dormi toute la nuit, et s'est levée alerte le lendemain matin dès 6 ou 7 heures, n'accusant rien autre que la même envie de dormir qui s'est dissipée dans la journée. Il n'y a pas eu d'autres accidents, pas de diurèse notable. Il était à craindre que l'arnica emménagogue et par conséquent abortif n'amenât un accouchement anticipé : il n'en a rien été.

Ce simple fait a attiré mon attention sur les empoisonnements par l'arnica : ils sont très-rares. Tous les toxicologistes se taisent sur ce point, à part le toxicologiste hollandais Van Hasselt, qui donne quelques indications d'auteurs et ne dit rien de bien neuf. Je publie ce mémoire pour collecter les faits d'empoisonnement arnical, et contribuer à l'histoire physiologique et thérapeutique de cette substance. Ce faisant, je répondrai en détail à l'article du professeur Foussagrives.

CHAPITRE PREMIER.

FAITS D'EMPOISONNEMENT AVEC PRÉDOMINANCE D'ACTION ENTÉRIQUE.

Voici quelques observations d'empoisonnement en rapport avec le fait précédent : elles mettent en relief l'action de l'arnica sur le tractus intestinal.

Obs. II. — Au mois d'octobre 1867, le nommé Duminy, emballeur de la douane, âgé de 69 ans, fait une chute de 5 à 6 mètres dans la vase du port; il n'éprouve sur le moment qu'un brisement général dans les membres, se relève lui-même et prend, ce jour-là, une dose de 30 grammes de fleurs d'arnica en décoction, dans deux verres d'eau.

Il présente au bout de quelques instants des symptômes tellement graves, qu'il se crut atteint du choléra qui alors régnait à Boulogne. Des efforts de vomissements, une anxiété extrême, un sentiment de constriction au niveau des attaches du diaphragme, de la pâleur; une sueur froide, le pouls petit et fréquent, des mouvements convulsifs dans les membres, alternant avec le tremblement de tout le corps, tels étaient les effets de cet empoisonnement. L'opium à l'intérieur, la belladone en friction sur le rachis calmèrent peu à peu les accidents; malgré cela, le malade ne put se considérer comme hors de danger qu'après trois jours de soins consécutifs. (Cazin, *Traité des plantes médicinales indigènes*. Paris, 1858.)

Obs. III. — Le 6 août 1864, on apporta à l'hôpital un homme d'âge moyen qui avait avalé la veille au soir une once environ de teinture d'arnica. Peu de temps après, le malade n'avait ressenti rien autre qu'un peu de brûlure dans la gorge. Il avait dormi pendant la nuit, mais le lendemain matin, huit heures après l'ingestion de la teinture, il était survenu une douleur violente dans le creux de l'estomac, devenant plus forte par la pression, avec malaise et grande faiblesse. Le malade fut apporté à l'hôpital dix heures après l'empoisonnement en état de collapsus. Les yeux étaient renfoncés et vitreux, les pupilles dilatées, insensibles à la lumière; le pouls faible, irrégulier, cent pulsations environ; la peau froide et sèche. On lui administra vingt gouttes de teinture d'opium avec de l'eau-de-vie; il y eut un peu d'amélioration qui progressa avec une seconde dose, l'emploi de couvertures et de bouteilles d'eau chaude. Le lendemain, le malade quittait l'hôpital, complètement guéri. (Bertin, *The Lancet*, nov. 1864.)

Obs. IV. — Madame M..., 33 ans, le 22 février à dix heures du matin, dans le but de faire venir ses règles en retard, prend deux tasses d'infusion d'arnica qu'elle avait faite avec une poignée de fleurs. Demi-heure après, il survient un vomissement violent, avec forte congestion à la tête, céphalalgie, vertige, etc. Dans l'après-midi, diarrhée fréquente avec coliques vives; grandes douleurs au creux de l'estomac qui lui faisaient souvent pousser les hauts cris. Le nombre des selles était si considérable que la malade ne peut pas en déterminer le chiffre. Dans la soirée, entre six et sept heures, elle est prise d'une défaillance si forte que les parents m'envoient chercher en toute hâte. Je ne puis la voir qu'à huit heures et demie.

Je trouve la malade en état de collapsus complet : cependant, au dire des assistants, elle allait déjà un peu mieux. A mon arrivée, le visage était beaucoup plus étiré; la peau fraîche, sans sueur; pouls filiforme, à 54. Elle se plaignait continuellement de violentes douleurs à l'estomac que ne calmait pas l'application de linges chauds.

J'ordonnai une potion avec un gramme de teinture thébaïque, une cuillerée à bouche toutes les deux heures; continuation de linges chauds. Les douleurs diminuèrent peu à peu pour disparaître vers minuit; la malade dormit le reste de la nuit.

Le 23 février au matin, je la trouvai encore très-accablée, mais sans douleur, et remontée moralement. La peau était encore notablement fraîche, pouls petit, à 60. Les selles ne s'étaient point répétées. Je continuai la teinture d'opium trois fois dans la journée; repos et diète sévère.

Le 24, à 6 heures et demie du matin, on m'envoyait chercher. La malade avait repris de violentes douleurs d'estomac : le sang, disait-

elle, s'était porté sur les poumons de manière à lui faire craindre
trois fois de suite d'avoir une hémorrhagie. Les règles avaient apparu;
quelques gouttes de sang seulement, pouls toujours petit et lent. Une
selle liquide. Comme l'opium avait bien réussi le premier jour,
j'ordonnai la même potion pour calmer les douleurs et pour apaiser
le mouvement sanguin. Dans l'espérance de voir cesser la congestion
pulmonaire, si les règles prenaient leur cours régulier, je prescrivis
un bain de siége chaud, et je conseillai, si l'étouffement revenait, et
si les douleurs ne diminuaient pas, d'appliquer un sinapisme au
creux de l'estomac.

Comptant sur un prompt succès, j'avais l'intention de ne revoir la
malade que le lendemain matin. La congestion pulmonaire ne repa-
rut pas; la menstruation n'augmenta pas malgré le bain de siége,
mais dans la soirée, les douleurs d'estomac devinrent encore plus
violentes malgré l'opium et la moutarde. On vint me chercher vers
six heures; je m'y rendis immédiatement : le pouls était remarqua-
blement petit, à peine sensible, à 60; je prescris un centigramme de
morphine à prendre chaque demi-heure, jusqu'à cessation des douleurs; cataplasme de farine de graine de lin sur l'estomac. Les douleurs cessèrent après la seconde dose de morphine, mais elles revin-
rent dans la nuit vers une heure, pour disparaître après une nouvelle
dose de morphine.

Le 25, à neuf heures du matin, je trouvai la malade très-abattue,
mais sans douleurs, ne se plaignant que de pesanteur à la tête. Pouls
un peu plus plein que les jours précédents, à 80. Diète sévère, pas de
médicaments. Morphine dans le cas seulement du retour des douleurs;
elle n'eut besoin d'en prendre qu'une seule dose le soir, après quoi
les douleurs disparurent.

Le 26 matin, la malade était encore sans appétit, un peu fatiguée,
mais bien du reste. Pouls normal, à 84. Pas d'évacuation depuis
24 heures. Je lui permis de se lever. Pour prescription, teinture de
noix vomique et teinture amère, 10 gouttes trois fois par jour. Une
selle régulière dans la journée. Le 27, la malade se trouvait mieux;
elle avait de l'appétit, on continua le même remède. Le 29, un vomissement par écart de régime. Le 5 mars, je cesse de voir ma cliente.
(Albert Schumann. *Schmidt's Jahrbücher*, 1868.)

Obs. V. — D'après le journal *l'Académie de Turin*, une femme encore jeune ayant bu deux tasses d'infusion préparée avec une pincée de feuilles d'arnica et un litre d'eau, présenta, une demi-heure après, les symptômes suivants : vomissements violents, céphalalgie intense, diarrhée cholériforme, douleurs épigastriques et coliques, affaiblissement général, refroidissement des extrémités, pouls très-lent et très-petit. La guérison ne fut complète qu'après douze jours de traitement par les opiacés. (Ferrand, *Journal de chimie médicale*, septembre 1869.)

Obs. VI. — Un homme de 30 ans, croyant prendre de l'élixir d'angélique, avala 15 grammes de teinture d'arnica. Environ vingt minutes après, il éprouva une céphalalgie violente, des vertiges, des nausées, des vomissements ; une heure s'écoula ainsi, au bout de laquelle somnolence et enfin sommeil profond qui dura onze heures. La guérison ne fut obtenue que le septième jour. (Ferrand, *id.*)

Obs. VII. — Mme K..., âgée de 20 ans, prend sur le soir du 24 février 1870 une infusion d'arnica dans laquelle il y avait peut-être une cuillerée à bouche de fleurs. La raison en était un retard de menstruation. Elle est prise, dans la nuit, d'un violent vomissement, d'une forte diarrhée aqueuse avec envies continuelles d'aller à la selle, douleur excessive à l'estomac, souffrances considérables. La malade, qui se portait bien du reste et n'était atteinte d'aucune affection organique, vomissait continuellement, avec les plus vives douleurs, de petites quantités d'un liquide jaunâtre sans goût particulier. Elle venait d'aller à la selle ; du reste elle n'avait pas quitté le vase de toute la nuit. Les extrémités et le visage étaient froids ; température de la peau normale, pouls plein, ralenti. Epigastre douloureux spontanément à la pression ; le reste du ventre indolent. 8 centigrammes d'opium et d'ipéca, divisés en 10 paquets à prendre toutes les heures ou deux heures. Injection sous-cutanée de morphine ; glace à l'intérieur ; application à l'extérieur de linges mouillés à l'eau froide. Sous l'influence de ce traitement, rémission des vomissements et de la diarrhée ; l'épigastre reste encore douloureux à la pression.

Le 26 au matin. Les douleurs sont revenues pendant la nuit beaucoup plus intenses. Injection de chlorhydrate de morphine, cataplasme de farine de graine de lin. Peu d'amélioration. Dans la soirée, 7 milligrammes de morphine en poudre. Les cataplasmes chauds exaspèrent les douleurs ; la malade veut revenir aux fomentations d'eau froide. Les douleurs s'aggravent considérablement, au point que je suis appelé vers minuit. Injection de chlorhydrate de morphine, 2 centigrammes.

Le 27 au matin. Sommeil court durant la nuit, mais diminution des douleurs. Dans l'après-midi, retour des douleurs qui nécessite une injection de morphine à 8 milligrammes ; lavement d'eau tiède. La nuit est supportable.

Même état le 28 au matin. Nouvelles douleurs dans l'après-midi. Huile de ricin, injection de morphine. Le 1er mars, menstruation abondante ; douleur supportable ; épigastre encore très-sensible. Pas d'appétit. Le 4 mars, la malade est en pleine voie de guérison, quoiqu'elle soit encore abattue, sans appétit, et qu'elle ressente aussi quelques douleurs. Les règles durent encore. (Meding. *Schmidt's Jahrbücher.* 1870. Bd. 146.)

Obs. VIII. — L'usage inconsidéré de l'arnica peut quelquefois occasionner des accidents assez graves, ainsi que l'a vu récemment M. Alibert, à l'hôpital Saint-Louis, chez un homme qu'on avait gorgé d'une décoction de fleurs d'arnique après une chute ; il éprouva des vomissements opiniâtres, des vertiges, des convulsions, et on ne parvint à calmer ces symptômes alarmants qu'au bout de quelques jours. (Biett. *Dictionnaire des sciences médicales,* 1812.)

Obs. IX. — Il a été publié, il y a plus d'un an, dans *Berliner Centralblatt f. die med. Wissenschaften,* nov. 1874, un cas d'empoisonnement mortel par la teinture d'arnica. Un ouvrier avale, en pleine santé, d'un seul coup, une quantité énorme de teinture. Il est pris aussitôt de brûlure violente à l'estomac, puis de coliques ; il meurt trente-huit heures après, sans avoir présenté d'autres symptômes notables. A l'autopsie, il y avait des traces marquées de gastro-entérite. C'est le Dr Wilms qui a rapporté le fait.

Les observations qui précèdent nous donnent la représentation des accidents familiers à nombre de substances éméto-cathartiques, telles que vératrum, ipéca, arsenic, tartre stibié, etc. C'est surtout un groupe de symptômes cholériformes. Ici, l'arnica a agi principalement sur tout le parcours du canal intestinal : il a encore d'autres champs d'opération.

CHAPITRE II.

FAITS D'EMPOISONNEMENT AVEC PRÉDOMINANCE D'ACTION SUR LE SYSTÈME NERVEUX.

Déjà, dans les observations précédentes, on a vu des accidents nerveux notables, comme les tremblements et les convulsions, se mêler aux symptômes entériques : suit un groupe de faits avec prédominance symptomatique du côté du système nerveux ; il y sera même question de la forme tétanique.

Obs. X. — Un chasseur à cheval prenait six verres d'infusion faite avec une once d'arnica et une cuillerée de miel, pour arrêter le cours d'une fièvre tierce. Il en avalait un verre de deux heures en deux heures, jusqu'au moment où l'accès devait arriver. Quelques instants après le premier verre, il sentit un grand travail dans l'estomac ; bientôt il lui semble que quelque chose montait sur la poitrine et pressait sur elle ; la respiration était gênée ; puis il eut une pesanteur de tête, des étourdissements, des sautillements dans les membres ; il ne pouvait se lever, il tombait et n'avait plus la faculté de se tenir debout. Cet état si remarquable durait une demi-heure ; chaque verre les renouvelait, mais le malade remarquait qu'il perdait à chaque fois de son intensité, qu'il devenait de plus en plus léger, les organes paraissant s'habituer très-vite à l'action de cette substance. Le même remède, employé le surlendemain, opéra, d'après la délaration du malade, d'une manière plus douce que la première fois. (Barbier. *Traité de matière médicale.* 1837.)

Une thèse sur l'arnica a paru, il y a trois ans, à la Faculté de médecine de Paris (1). Quoique mon nom n'y figure pas, j'ai contribué quelque peu à cette dissertation, en indiquant au récipiendaire le sujet, les sources, les matériaux, les expériences à faire. M. Guillemot, de Clermont-Ferrand, aujourd'hui médecin militaire, en est l'auteur : j'extrais de sa thèse deux expériments qui ont une valeur réelle.

Obs. XI. — Le 30 septembre 1873, M. P. Gautier-Lacroze, étudiant en pharmacie, prend à quatre heures du soir 18 grammes d'alcoolature d'arnica. A 4 heures 5 minutes, son pouls est descendu de 70 à 64 pulsations; d'abord irrégulier, il devient bientôt filiforme et échappe au doigt. Le patient éprouve une angoisse précordiale insoutenable, il lui semble que son cœur s'arrête et va cesser de battre. En effet, la main appliquée sur la région précordiale nous révèle la faiblesse et l'intermittence des contractions cardiaques. La face pâlit et il survient presque tout à coup une grande faiblesse musculaire, les genoux se dérobent; notre ami sent le besoin irrésistible de s'asseoir et n'y résiste que par un effort de volonté. Il y a dans quelques faisceaux de muscles isolés des contractions fibrillaires, bien manifestes surtout dans la région des mâchoires, et une sorte de resserrement des tempes. Nous suivons avec le doigt les apophyses épineuses de toutes les vertèbres en commençant par les cervicales. La pression ne donne ici lieu à aucun phénomène, mais à mesure que le doigt descend et appuie sur les vertèbres dorsales, il provoque une vive et subite sensation de malaise avec quelques secousses involontaires dans les muscles de la nuque et du dos; la tête se rejette en arrière, le tronc est porté dans la rectitude. Au niveau de la dernière vertèbre dorsale, la sensation de malaise provoquée par la pression est si grande que le patient se dérobe à notre observation. Cette localisation assez étrange de la douleur, au niveau de la dernière vertèbre dorsale, nous semble remarquable; nous étudions attentivement les phénomènes qui l'accompa-

(1) Guillemot, *Étude sur les propriétés physiologiques et thérapeutiques de l'arnica*, Paris, 1874.

gnent; la pression développe des douleurs en ceinture en ce point seulement, ces douleurs s'irradient jusqu'à l'épigastre ; le patient se plaint d'étouffer et de sentir comme un poids sur la poitrine. Ces accidents, assez effrayants, commençaient à faire repentir notre ami de sa témérité et nous inspiraient de vives inquiétudes, mais ils ne durèrent pas plus de vingt minutes. A quatre heures et demie, il n'y avait plus qu'une grande faiblesse, de l'abattement, de la pâleur, une sensation de vide dans la tête, un peu de tremblement des mains, quelques nausées, puis une grande envie de dormir. Cet état dura jusqu'au soir. A dix heures, le pouls était encore faible et irrégulier, la température à 36°.6 dixièmes. La nuit fut assez bonne, et tout se termina le lendemain par quelques selles en diarrhée accompagnées d'épreintes. (Guillemot.)

L'action de l'arnica sur le système nerveux peut aussi revêtir la forme tétanique. Voici quelques observations qui le démontrent :

Obs. XII. — Un soldat de la garde royale, tourmenté de palpitations de cœur et d'une agitation convulsive du bras droit, fut mis à l'usage d'une décoction d'arnica. Le premier verre provoqua des nausées quelques minutes après son ingestion ; dans le même instant le malade sentit une sorte de frémissement général ; des tiraillements se prolongeaient dans les membres jusqu'aux extrémités des doigts ; ils étaient accompagnés de sensations que ce militaire ne pouvait exprimer ; les jambes exécutaient aussi des mouvements involontaires. De plus, la poitrine ne se soulevait qu'avec peine ; les muscles de cette cavité étaient dans un état de contraction fixe qui s'opposait à l'exercice des mouvements mécaniques de la respiration. (Barbier, *Traité de matière médicale*, 1837.)

Cette première observation nous présente une espèce de tétanos portant sur les muscles de la poitrine en *contraction fixe*. L'observation suivante nous donne un tétanos généralisé et même mortel.

Obs. XIII. — Louis Méline, 28 ans, grand et fort, d'une santé excellente, porta, le 21 juillet 1849, une charge trop lourde, qui lui causa des douleurs de dos et de l'oppression, sans toux ni crachement de sang. Sa mère lui fit boire une très-forte infusion d'arnica. Il paraît qu'elle avait mis une grosse poignée de fleurs, récemment desséchées, de cette plante dans un demi-litre d'eau bouillante. Bientôt après, Méline ressentit une agitation générale qui alla en s'aggravant à tel point, qu'au quatrième jour il y avait un tétanos général *droit*. Cet état durait depuis trois jours quand je fus appelé près du malade. Sa femme et lui attribuaient tous ces accidents à l'infusion trop forte qu'il avait prise sept jours auparavant. A l'aide d'inspirations de chloroforme, je fis momentanément cesser le tétanos; le malade n'éprouvait plus alors aucune souffrance. Ces inspirations furent répétées quatre fois en deux jours. Les accidents disparurent une première fois pendant deux heures; une seconde fois, pendant une heure seulement; la dernière fois, pendant une demi-heure à peine. Méline mourut le 1er avril : il ne fut pas ouvert. Extérieurement, rien n'indiquait chez lui de blessures; mais s'il y en avait une, bien certainement l'action violente de l'arnica a dû exercer une influence funeste, telle enfin que le malade l'accusait lui-même.

J'ai vu l'arnica prise à une grande dose par une fille, et dans un but bien coupable, amener des douleurs abdominales très-violentes, simulant la péritonite et compliquées d'une agitation nerveuse générale. Dans ce cas, j'ai pu sauver la mère et l'enfant.

Un de nos confrères, M. le Dr Grillot, a observé des vertiges assez forts, pendant quelques heures, pour empêcher le malade de se tenir debout ou assis, et qui étaient dus à une dose exagérée d'arnica. (Turck. *Journal des connaissances médico-chirurgicales.* 1853.)

L'observation *Méline* pourrait être contestée, en ce sens qu'on peut invoquer ici le traumatisme comme cause du tétanos. Cependant les concordances de ce cas avec l'ensemble des faits et surtout l'expériment suivant, doivent le faire admettre comme un empoisonnement mortel par l'arnica tétanogène.

Obs. XIV. — En juin 1873, nous injectâmes dans le rectum d'un chien de très-forte taille, à deux heures du soir, deux grammes de teinture d'arnica étendue d'eau. Au bout de dix minutes, cet animal fut pris d'une vive excitation; il se mit à gambader, à hurler, puis à creuser la terre avec ses pattés et à se rouler en faisant entendre des gémissements. Il survint du ténesme rectal, des contractions du diaphragme, mais ni selles ni vomissements. A deux heures et demie, c'est-à-dire une demi-heure après l'injection, un autre ordre de phénomènes se présenta; nous vîmes l'animal flageoler sur ses jambes, affecter une démarche hycnoïde, et fléchir sur son train postérieur en écartant les jambes pour élargir instinctivement sa base de sustentation. Bientôt cette parésie du train postérieur alterna avec des contractures qui courbaient l'animal en arc, et affectaient tantôt l'une, tantôt l'autre des pattes de derrière, tantôt toutes les deux à la fois. Enfin ces contractions se dissipèrent, de sorte qu'à quatre heures il n'y avait plus qu'une grande lassitude, rebroussement des poils, œil terne, gémissements et hoquets; l'animal finit par se coucher en rond et s'endormir. Le lendemain il reprit son état habituel, sauf quelques selles en diarrhée.

Administrée par la bouche, la même préparation produisit à la même dose, et chez le même chien, une salivation écumeuse et très-abondante, qui dura trois quarts d'heure; il y eut deux vomissements, le symptôme contracture fut beaucoup moins marqué.

Nous savons quels reproches on peut faire aux alcoolatures et aux teintures administrées dans un but d'expérience. Il est fort difficile d'isoler les effets de l'alcool de ceux de la substance active; nous nous sommes constamment efforcé d'éviter cet écueil, en faisant prendre comparativement deux ou trois jours auparavant à notre chien une dose égale d'alcool. Nous nous sommes convaincu que, chez cet animal, la dose de deux et même trois grammes ne produisait qu'une excitation passagère (Guillemot).

Les trois observations qui précèdent se prêtent main forte pour établir l'arnica tétanogène. Dans ses expériments sur les animaux, Viborg a noté des convulsions qu'il ne caractérise pas, des tremblements et une fois la catalepsie, avec impossibilité de se tenir debout et insensibilité générale; excepté à la nuque (1). Mendel (*Journal de Hufeland*, 1801) a constaté chez le cheval, après une injection d'infusion de 6 grains d'arnica, une paralysie des membres pendant plusieurs heures. Le médicament cause en outre des secousses électriques, surtout dans les membres, ce qui a été démontré par les nombreuses observations de Collin (2), confirmé par Crichton (3) et Hahnemann.

Se basant sur ce côté pharmacodynamique, M. Fonssagrives ne veut voir dans l'arnica qu'un médicament de l'ordre des strychnées, à énergie minime : c'est juger d'un polyèdre par une seule de ses facettes. Il reconnaît des symptômes tétaniques jusque dans les nausées, les vomissements, la pâleur de la peau et autres : explication de pure fantaisie.

Rentrons dans le positivisme et résumons la physiologie de l'arnica, telle qu'elle nous est donnée par les observations précédentes. Il est fâcheux que nous ne possédions pas un plus grand nombre de faits toxiques. Quoi qu'il en soit, il résulte des faits connus jusqu'à présent que l'arnica manœuvre principalement sur deux terrains distincts, d'un côté le *tract* intestinal, de l'autre le système nerveux rachidien, de manière à constituer, si l'on veut, deux formes : la forme entérique et la forme spinale. La première nous offre différentes physionomies : la simple crampe d'estomac, avec ses degrés divers jusqu'à la cardialgie, la gastro-entérite, la cholérine, états morbides qui ne sont invoqués

(1) Viborg. *Nordisches Archiv.* 1801.

(2) Collin. *Annus Medicus.*

(3) Crichton. Some observations on the med. effects of the lichen islandica and arnica montana (*Lond. med. Journal,* 1789).

ici que comme comparaison : c'est là où l'on voit figurer avec des combinaisons diverses le sentiment d'âcreté et de brûlure dans les premières voies, les nausées, les vomissements, le trismus, les diarrhées profuses, le refroidissement et l'état cholériques et au milieu quelques symptômes nerveux accessoires, comme la somnolence, la céphalalgie, le vertige, des tremblements et même des convulsions. La forme spinale est surtout caractérisée par les convulsions, la paralysie et les douleurs rachidiennes. Les convulsions ont été accusées par les sautillements dans les membres, les contractions fibrillaires, les tremblements, les tiraillements, le frémissement général, la contraction fixe des muscles pectoraux, le tétanos du côté droit et l'opisthotonos. Les convulsions arnicales ont surtout le caractère tonique. La paralysie a affecté de préférence la forme paraplégique : impossibilité de se lever et de se tenir debout, faiblesse musculaire qui oblige à s'asseoir, parésie du train postérieur, catalepsie avec insensibilité générale. Ajoutez à cela les douleurs rachiennes, le vertige, la somnolence, l'intermittence du cœur et quelques rares symptômes entériques.

A la fin du siècle dernier, Kausch formulait ainsi les actions principales de l'arnica : sur la langue, un goût désagréable; aux narines, l'éternûment; à l'estomac, des envies de vomir; aux intestins, des flatuosités, et dans le cas de sang extravasé, résorption du liquide épanché (1).

Jörg, résumant ses expériences (2), met surtout en relief l'action entérique de l'arnica. Les symptômes

(1) Kausch, *Med. und. chir. Erfahrungen*, 1798.
(2) Jörg. *Materialien zu einer künftigen Heilmittellehre*. Leipzig, 1825.

dominants chez la plupart des expérimentateurs, ont
été la cardialgie et les flatuosités intestinales. On cher-
cherait en vain, en dehors des douleurs rachidiennes,
les symptômes de convulsion ou de paralysie. Cela
tient surtout aux différences des doses. Jörg n'a pas
dépassé 40 grains de fleurs d'arnica et 10 grains de
la racine en teinture ou infusion. Les doses de Hahnemann ont été bien moindres; celles qui ont figuré
dans les 13 observations précédentes, ont été de beaucoup supérieures et réellement toxiques.

L'histoire de l'arnica serait bien incomplète, si l'on
s'en tenait au maigre tableau présenté par M. Foussagrives, et même au résumé de nos 13 observations.
L'administration du médicament dans un but thérapeutique a révélé plus d'une propriété curieuse : il
faut profiter de tous ces matériaux et procéder à l'analyse détaillée des symptômes. Elle est aussi importante
en pharmacodynamie qu'en nosographie, d'autant
qu'un symptôme peut se produire isolé ou masquer
les autres par sa prédominance, se distinguer par sa
fréquence ou rareté.

CHAPITRE III

ACTION ENTÉRIQUE DE L'ARNICA

Dans son remarquable *Essai sur un nouveau principe*
(1796), Hahnemann avait noté que la racine d'arnica,
outre un grand nombre d'autres effets, provoque des
nausées, de l'agitation, de l'anxiété, de la morosité, des
maux de tête, de la pesanteur à l'estomac, des renvois

à vide, des tranchées et des selles fréquentes, peu abondantes et avec ténesme.

Suivant Jörg, l'arnica agit sur le canal intestinal depuis la bouche jusqu'à l'orifice inférieur. Les expériences que le professeur allemand a faites sur cette substance de concert avec treize personnes, la plupart ses élèves, montent à une centaine : elles ont ici une haute valeur. La première impression de l'arnica a lieu sur la bouche, la gorge et l'œsophage : nulle part on ne voit cette action mieux dessinée que dans les expériments de Jörg. C'est toujours le premier symptôme qui apparaît : il s'est produit presque de suite après l'ingestion du médicament. La plupart des expérimentateurs l'ont éprouvé et l'ont décrit sous des noms divers : sensation de brûlure, grattement, grattement avec brûlure, cuisson brûlante. Chez l'un d'eux, la sensation de brûlure s'est convertie en sensation de grattement. Le siége le plus habituel s'étendait de la racine de la langue à l'extrémité de l'œsophage : parfois la sensation n'existait qu'au gosier. Le symptôme a duré depuis un quart d'heure jusqu'à une heure. — Schneller et ses coexpérimentateurs de la Société de Vienne, au nombre de huit, ont éprouvé des symptômes analogues : ils ont signalé la sécheresse de la bouche et du cou, la brûlure de la langue et du gosier (1) ; la sensation de brûlure s'est montrée dans nos observations I et III. Les expériences de Jörg et de Schneller, médecins qui étaient loin d'être homœopathes, concordent parfaitement avec la pathogénésie hahnemanienne qui indique la sécheresse de la bouche, la sensation de grippement, d'as-

(1) Zeitschrift der K. K. gesellsch. der Aertze zu Wien. 1845.

triction au palais, l'ardeur au fond de la gorge. Je signale ces concordances à M. Fonssagrives qui s'est
maintes fois moqué des pathogénésies de Hahnemann.
Le professeur de Montpellier parle aussi « de l'âcreté
gutturale qui accompagne quelquefois l'usage de l'arnica. On s'accorde assez généralement, dit-il, à la rap-
porter en partie à une matière irritante que contiennent
les fleurs d'arnica, en partie à ce que sa décoction ren-
ferme des débris très-fins *de fleurons* qui irritent méca-
niquement la gorge. » Si M. Fonssagrives avait lu Jörg,
il aurait vu que le professeur allemand avait pris la pré-
caution de filtrer ses infusions pour les débarrasser des
débris des aigrettes plumeuses de l'arnica : ce qui met
à néant l'explication mécanique. Du reste, les mêmes
phénomènes se produisent avec l'alcoolature d'arnica la
plus pure.

La cardialgie, à des degrés divers, succède en général à ces sensations de brûlure et de grattement. L'action de l'arnica sur l'estomac est notable. Dès l'origine,
on l'avait classée parmi les émétiques. — *Vomitus, car-
dialgiam cum periculo movet*, disaient les médecins de
Breslau au commencement du siècle dernier. Collin
avait noté les souffrances gastriques et l'anxiété précordiale ; à la fin du même siècle, Spielman insistait sur
la nécessité de débuter par de faibles doses, parce qu'il
est d'observation que le médicament provoque souvent
les nausées et la cardialgie. Ce dernier symptôme domine habituellement la scène. Il a été exprimé de diverses manières par les auteurs : angoisses au scrobicule,
douleurs, crampes d'estomac.

Hahnemann, dans son traité *de viribus*, a dit : « Cardialgia forsicans, convulsiva, dolor ventriculi, cardial-

gia. » Plus tard, dans sa *matière médicale pure*, dernière édition, poussant l'analyse à outrance, il décrit minutieusement en quarante symptômes (de 180 à 220) la cardialgie de l'arnica. Il aurait dû s'en tenir aux premiers dires, sans encombrer sa pathogénésie d'une foule de détails inutiles. Que de choses à émonder dans ses travaux, sans parler de compléter! Si j'avais été Hahnemann, j'aurais dit tout simplement : *cardialgia convulsiva, periodica, flatulenta.* L'arnica représente exactement la crampe d'estomac et les flatulences.

Le symptôme cardialgie est accusé dans les observations I, II, III, IV, V, VII de ce mémoire : il est en outre cité par presque tous les auteurs de matière médicale. L'immortel Stoll, qui avait manié souvent ce médicament, en avait été frappé. Personne mieux que lui n'a entrevu et traité ce point de pharmacodynamie; il a même résumé les effets de l'arnica observés sur les malades. Voici ce qu'il dit à propos de ses expériments dans la fièvre putride : « Multis ventriculus plus minusque dolebat, aut flatu et borborygmo vexabantur... cardialgiæ etiam graviores mitigabantur, aut ex toto cessabant, ubi refractior dosis propinabatur. » Il avait noté l'innocuité relative de la cardialgie arnicale et l'absence de tout caractère inflammatoire (1). — Stoll administrait l'arnica à une demi-once ou une once de fleurs dans un litre d'eau en décoction, une tasse (*vasculum*) toutes les heures ou deux heures. Il insiste sur la force cardialgique « *vis cardialgica* » du médicament au-

______

(1) Sævior etiam cardialgia ab hoc remedio excitata, qualem ab alio quocumque medicamento inductam plurimum fuissemus aversati, tanquam ex inflammatione natam, ægris nostris præter molestum doloris sensum nihil mali fecit.

quel il reconnaît une action spécifique sur l'estomac (1) et en appelle à des expériments plus considérables pour l'utiliser en thérapeutique.

« Il faut se garder, disait Rademacher, de nos jours, dans les estomacs irritables de donner de fortes doses de fleurs d'arnica, parce qu'elles procurent des sensations pénibles. J'ai fait deux fois l'expérience. J'ai pris trois verres d'une infusion chaude de dix grains, l'un après l'autre. J'ai éprouvé bientôt après une sensation pénible de tiraillement dans l'estomac, qui s'étendait jusqu'au gosier et dura une demi-heure. Les médecins qui administrent l'arnica à hautes doses doivent se servir probablement de fleurs moins actives. »

Jörg, dans ses expériments, a établi complètement le fait de cardialgie. Presque tous les expérimentateurs ont éprouvé des accidents gastriques à des degrés variables. Ils les ont décrits et exprimés diversement : douleur de constriction, comme si l'estomac se contractait dans toutes ses parois ; crampes d'estomac ; pression pénible à l'épigastre, pincements, fouillements, soda, douleur avec sensation de brûlure ; pression se chan-

(1) Vim specificam in ventriculum exercere hi flores mihi semper videbantur (Stoll).

L'arnica opère avec tant de violence, disait Lewis, que peu de gens osent en recommander l'usage (*Matière médicale*, Paris, 1775). — Collin donnait une once de fleurs en infusion ; mais, dit à ce propos Allioni : « Nostrates homines hanc dosim ferre nequeunt, vomitione, *cardialgia* atque anxietate excitatis. Summa mihi dosis fuit drachmarum trium atque etiam partitis vicibus exhibita » (*Flora pedemontana*. Aug. taurinorum, 1785). Les doses de l'école de Vienne étaient réellement trop fortes. C'est là un des mille exemples de l'entêtement posologique, trop souvent funeste aux malades.

Crichton (*loc. cit.*) parle d'une sensation pénible à l'estomac, accompagnée souvent de cardialgie. — Cadot répète les expériences de Stoll et note fréquemment la même cardialgie (*Thèse de Paris*, an XIII).

geant plus tard en crampes ; douleurs tantôt continuelles durant une et deux heures, tantôt revenant par
accès, comme périodiques. Si l'on voulait aligner tous
ces symptômes énumérés par Jörg, comparer ce tableau
à celui de Hahnemann, on serait frappé des correspondances. — Schneller et ses collègues ont noté des douleurs fugitives au bas-ventre, à l'épigastre et à l'hypochondre droit : Hahnemann mentionne plusieurs fois
ce même hypochondre. Dans les deux tiers des observations citées dans ce mémoire, on voit des symptômes
cardialgiques. Les observations I, IV, VII ont offert une
périodicité très-tranchée dans les douleurs. Dans l'observation XI, il a existé une anxiété précordiale, insoutenable, symptôme depuis longtemps remarqué par les
premiers observateurs de l'arnica. Schütt le cite dans
sa thèse (1) parmi les effets du remède : *anxietas circa
præcordia insignis*. Allioni l'a mis à côté de la cardialgie.
Ces accidents douloureux de l'estomac s'accompagnent
parfois de nausées et de vomissements. Kausch n'a
parlé que de l'envie de vomir. Schütt note le vomissement même sanguinolent. Dès l'origine, du reste, l'arnica avait été signalée comme émétique.

La cardialgie déterminée par l'arnica est donc un
fait pharmacodynamique incontestable. J'en infère que
ce médicament doit être un remède de premier ordre
dans les gastralgies et surtout la crampe d'estomac. Nul
n'y a encore songé en homœopathie ; *idem* en allopathie, si ce n'est un médecin allemand, Adelman, qui a
vu guérir la cardialgie par l'arnica et qui en a écrit dans
Harles's rheinische Jahrbücher, 1819, article que je n'ai

(1) De viribus arnicæ, Gottingæ, 1774, in *Sylloge opusc. Baldinger*.

pas pu me procurer. Il y a là une fort belle application thérapeutique à vérifier : j'en dirai autant des affections flatulentes de l'estomac, en me fondant sur le fait physiologique suivant.

A côté de la cardialgie, il existe un autre symptôme caractéristique : ce sont les flatulences. Il y a peu de médicaments qui soit aussi *gazogène*. Cet accident apparaît fréquemment dans les expériences de Jörg : ballonnement du ventre s'élevant parfois jusqu'à la tympanite, soulèvement et dilatation des intestins, renvois multiples, sortie fréquente de vents fétides avec ténesme. Schneller et ses collègues ont également signalé les renvois et les flatuosités. Schütt avait parlé des *ructus*; Stoll, des flatuosités intestinales. Inutile d'ajouter que tous ces accidents concordent avec ceux de la pathogénésie hahnemannienne.

Le hoquet est bien près des renvois; à ce sujet, voici une observation qui m'est personnelle : — J'ai soigné à Nice, pendant l'hiver 1870, un architecte pour un cas de traumatisme : il était tombé d'un échafaudage de la hauteur de quatre mètres. On le releva tout contus. Transporté de suite, à son domicile, on lui fait avaler immédiatement une cuillerée à café de teinture d'arnica dans un verre d'eau sucrée : il en résulte plusieurs vomissements. En même temps, application sur les jambes de compresses imbibées de la même teinture délayée dans une certaine quantité d'eau. Appelé auprès du malade, je prescris arnica 6 à l'intérieur pendant deux ou trois jours; les compresses sont continuées pendant une semaine. Au bout de ce temps, le malade est pris d'un hoquet continuel des plus fatigants pendant quarante-huit heures, qui paraît céder à la noix vomique. Malgré la chute, l'appétit s'était toujours bien conservé. — Je suis porté à croire qu'il y a eu là un effet pathogénétique d'arnica. Je ne l'ai vu cité que dans Hahnemann. Sachs qui, dans son article sur Arnica (1), injurie violemment le fondateur de l'homœopathie, n'en reconnaît pas moins à cette substance la propriété de produire le hoquet. Le chien empoisonné de l'observation XIII eut aussi ce symptôme.

Peut-être l'arnica exerce-t-elle aussi une action positive sur le foie. Stoll, en l'administrant dans les fièvres putrides, avait remarqué chez un grand nombre de malades des urines presque safranées et ictériques : quelques-uns eurent une légère jaunisse que l'on apercevait plutôt dans le blanc des yeux que dans tout le reste du corps. C'est le seul document que nous possédions peut-être sur cette action. Était-ce un symptôme d'arnica ou de fièvre putride ? Cependant dans son traité *de viribus*, Hahnemann a noté : « Egestiones diarrhœicæ, *albæ*. »

A la cardialgie, aux flatulences se joignent parfois d'autres accidents, comme la constipation, la colique, le ténesme et la diarrhée. Dans les expériences de Jörg on voit une fois du dévoiement avec coliques, une autre fois des coliques seules ; puis des selles paresseuses et deux fois un violent ténesme. Dans celles de Schneller, les évacuations deviennent plus rares et plus solides. Nos observations IV, V, VII, XI ont présenté des diarrhées profuses, cholériformes ou aqueuses. Les observations VII, XI ont offert du ténesme. Viborg n'a vu qu'une

____

(1) Sachs und Dulk, *Handwörterbuch der prakt. Arzneimittellehre*, 1830.

seule fois du dévoiement chez ses chevaux. Cependant Schütt qui représente la tradition nous dit que la diarrhée a été très-souvent observée, même la diarrhée sanguinolente. Ces effets opposés du médicament avaient été remarqués par Stoll : « Le ventre, dit-il, était fort libre, sous l'usage de la décoction, tandis qu'il devenait paresseux et rare sous celui des fleurs en nature. » Tout cela concorde avec les pathogénésies.

Terminons le parcours intestinal par l'action de l'arnica sur les urines et l'appareil génital. Lobel est le premier qui ait signalé les propriétés diurétiques de cette plante : puis vient Reneaume qui dans sa nomenclature lui avait donné le nom de *diuretica*. Bergius et autres lui ont reconnu cette propriété. Schütt dit: *larga diuresis*. Cette action s'est rencontrée seulement deux fois dans les expériences de Jörg. Viborg l'a constatée une fois; Schneller fait silence, il n'en est pas question dans nos quatorze observations. L'action diurétique est fréquemment indiquée dans la pathogénésie hahnemanienne. C'est tout le contraire pour les propriétés emménagogues; à côté d'un expériment insignifiant chez une jeune fille, Hahnemann se borne à citer de Meza. L'observation de ce dernier est importante : il s'agit d'une autre jeune fille frappée à l'âge de 15 ans de paraplégie par suite de frayeur. Cet état durait depuis trois ans. Il y avait aménie : les règles apparurent dès la quatrième dose. Les premiers observateurs ont insisté sur cette propriété. Nombre d'auteurs de matière médicale du siècle dernier ont déclaré l'arnica emménagogue. Mais la meilleure preuve gît dans la tradition populaire. Le synonyme allemand *Mutterwurz* n'est que l'expression d'une expérience extra-scientifique dont il faut tenir compte. Les femmes des observations VI et VII, empoisonnées par l'arnica, avaient justement pris ce remède pour faire revenir leurs règles. Chez l'homme, Hahnemann a noté plusieurs fois l'orgasme vénérien.

En résumé, la cardialgie et les flatulences sont les deux symptômes les plus saillants de l'arnica dans son action entérique. M. Fonssagrives, dans sa manière à lui de faire des articles de matière médicale, a complètement fait silence sur ce point et bien d'autres que nous verrons encore.

CHAPITRE IV.

ACTION SUR LES CENTRES NERVEUX ET LE CŒUR

Cette question a déjà été esquissée en partie à la fin du chapitre second. Il est ressorti des observations citées que l'arnica produit des douleurs rachidiennes, la paralysie du mouvement et de la sensibilité, les convulsions surtout toniques comme le tétanos, le tremblement et la catalepsie. Ces faits reposent sur quelques rares observations chez l'homme, sur un expériment sur un cheval et un chien, en outre sur deux cas de mort par empoisonnement arnical ; nous n'avons même qu'une seule autopsie insignifiante (Dr Wilms). Les expériences sur les grands animaux devraient être reprises : ces premières données promettent ample moisson à l'expérimentation future.

En dehors des faits d'empoisonnement, l'application thérapeutique de l'arnica nous apporte une assez large contribution ; ce qui me permet d'insister sur deux symptômes caractéristiques, le vertige et l'envie de dor—

mir, après être revenu sur la question des douleurs rachidiennes.

Cette localisation étrange des symptômes arnicaux sur la moëlle épinière qui a frappé M. Guillemot (obs. XI), avait été notée depuis longtemps dans la pathogénésie hahnemannienne ; la sensation douloureuse remarquée à la dernière vertèbre dorsale coïncide parfaitement avec les symptômes que voici : 375. Douleur dans le sacrum comme après un fort coup ou une chute (Hornburg). — 376. Le sacrum cause la même douleur que s'il avait été brisé de coups (Id;). — 377. Douleur dans le sacrum comme s'il avait quelque chose de déchiré dedans. — 378. Douleur dans le sacrum ; il y éprouvait des élancements en toussant, respirant avec force ou marchant. — Hahnemann indique en outre de nombreux symptômes rachidiens, comme douleurs, prurit, fourmillements depuis le numéro 365 jusqu'à 395. Il se trouve amplement confirmé par l'expériment de M. Guillemot. Il l'avait été déjà par Jörg dès 1825. Ce professeur avait entrepris de contrôler Hahnemann sur divers médicaments. Ses expériences faites de concert avec ses élèves ont en somme abouti à rendre hommage au fondateur de l'homœopathie. J'en dirai autant de mes expériences sur l'arsenic. Il existe la plus grande concordance entre les expériments de Jörg sur l'arnica et la pathogénésie hahnemanienne. Dans deux expériences faites sur lui-même, le professeur allemand a éprouvé les douleurs rachidiennes signalées par Hahnemann, douleurs dont il précise le siége dans le rachis même, en dehors des muscles de la colonne vertébrale. Un de ses élèves a offert quelque chose d'analogue. Jörg avait pris cinq grains de poudre de racine, et l'élève de 15 à 40 grains de fleurs. Ces correspondances avec les pathogénésies hahnemaniennes sont une réponse de plus aux nombreuses plaisanteries faites à leur sujet. Si tous les plaisantins avaient expérimenté les médicaments, ils auraient rendu une toute autre justice à Hahnemann. Ces messieurs se donnent des airs magnifiques de scepticisme et de négation. J'aimerais mieux les voir poser en expérimentateurs : ils auraient alors des airs de meilleur aloi.

Le symptôme vertige est un accident essentiellement arnical. Hahnemann, dans son traité *De viribus positivis medicamentorum*, le mentionne comme ne l'ayant observé qu'une fois ; il est noté six fois dans sa pathogénésie. — Jörg l'a vérifié une fois sur lui-même et sur un de ses élèves ; Viborg l'a constaté chez les animaux. L'observation du docteur Grillot est remarquable en ce qu'elle présente ce symptôme isolé et parfaitement dessiné. Il s'est produit dans les expériments de Schneller et dans les observations IV, VI, VIII, XIV et XV.

M. le professeur Fonssagrives dans son article *arnica*, avoue que les vertiges constituent un des symptômes les plus habituels de l'intoxication par cette substance. — Ils sont, ajoute-t-il, le résultat d'un trouble profond dans les phénomènes de coordination musculaire. — Phrase solennelle qui a la prétention d'expliquer le vertige et qui se réduit à un pur *illogisme*, l'explication du fait par le fait. En outre, le vertige n'appartient pas seulement aux doses toxiques : on le rencontre à des doses inférieures.

Plus loin, le professeur de Montpellier ajoute : — l'arnica est considérée par Hahnemann comme le médicament des vertiges, et on sait le rôle considérable qu'il

joue dans *la puérile et inoffensive thérapeutique de ses adep-*
tes. L'analyse si délicate qui a été faite dans ces dernières années de l'étiologie complète des vertiges par
MM. Max Simon et Trousseau, montre qu'il n'y a pas
de médicament anti-vertigineux et que le traitement de
ce symptôme si important ne peut reposer cliniquement
que sur l'appréciation de la cause qui l'a produit (hæc
Fonssagrives).

Cette attaque de l'école hahnemannienne de par le professeur adepte de l'école de Montpellier a besoin d'être
parée. Je ne parle pas de la haute inconvenance de la
forme, je vais au fond. Puisque l'arnica développe le
vertige, il est à présumer, sans être absolument ho-
mœopathe, et en restant sur le terrain de la méthode
substitutive, que ce médicament doit être anti-vertigineux. Jamais l'école homœopathique n'a prétendu que
l'arnica pût guérir tous les vertiges : elle affirme seulement qu'il y a des vertiges guérissables par l'arnica,
comme il y en a d'autres curables par la ciguë, le tabac,
la belladone, l'aconit, etc. Les études de Simon et de
Trousseau ne démontrent nullement qu'il n'y a pas de
médicament anti-vertigineux : elles n'ont pas, que je
sache, mis à néant les faits relatifs à l'arnica et autres
médicaments du vertige. Les médecins éclectiques et
partisans de la réforme hahnemanienne tiennent aussi
compte des causes diverses qui produisent le vertige ;
ils harmonisent leur médication non-seulement avec
l'étiologie, mais aussi avec les caractères spéciaux du
vertige mis en regard des caractères du médicament.
M. Fonssagrives ferait mieux d'étudier les adversaires
qu'il combat, avant de les juger aussi lestement. Il se
trompe complètement sur le rôle considérable que joue

l'arnica en homœopathie (1) ; à part le cas de vertige, de traumatisme, et de quelques affections cérébrales, son emploi est en général assez limité, d'autant plus que ce médicament est encore très-imparfaitement connu et étudié.

Si le professeur de Montpellier venait nous dire qu'il a expérimenté en vain nombre de fois l'arnica contre le vertige développé dans telles ou telles circonstances, on commencerait par tenir compte de son opposition : mais parler ainsi *ex cathedra* sans autres études que de la prévention et un dédain malséant, c'est faire preuve d'un jugement *puéril et inoffensif.*

M. Fonssagrives ignore sans doute qu'à propos du vertige, Hahnemann a confirmé simplement une tradition populaire. C'est le peuple allemand qui a créé l'arnica. Or, parmi les nombreux synonymes qu'il lui a donnés, figure celui de *Schwindelkrant*, herbe aux vertiges. Il avait donc observé depuis un temps immémorial que la plante produisait ou guérissait cette maladie : peut-être avait-il connaissance à la fois du fait physiologique et du fait thérapeutique. Il y a longtemps que le peuple fait de l'homœopathie : en attendant, les facultés bêtement la repoussent.

(1) Cette assertion de M. Fonssagrives me prouve combien peu il a étudié la question de l'arnica. Je le renvoie au *Jahrbücher* de Schmidt pour le convaincre que ce médicament joue un rôle bien plus considérable en allopathie : témoin les nombreuses observations qui s'y trouvent sur son emploi dans le traumatisme, l'alcoolisme, l'arachnitis, l'hydrocéphalie aiguë, l'apoplexie, la paralysie, la chorée, la surdité, l'amaurose, la pneumonie, pleurésie, laryngite, l'hémoptysie et l'hématémèse, les maladies mentales, le choléra, la diarrhée et dysentérie, l'aménorrhée, les abcès du sein, la goutte et le rhumatisme. Certes, la littérature homœopathique est dix fois moins riche. Rückert se plaint même de ce que les homœopathes ont trop peu étudié l'arnica.

A propos de vertige, Hahnemann a publié deux observations intéressantes : — un homme atteint de constipation, mais assez bien portant du reste, éprouvait
de temps à autre des accès de vertige qui persistaient
des semaines et même des mois. Tous les apéritifs ne
remédièrent pas au mal. Sachant que l'arnica produit le
vertige, je lui administrai cette racine pendant une semaine, en augmentant constamment la dose et j'obtins
le résultat que je désirais (*Essai sur un nouveau principe,*
1796). — Un an après, Hahnemann publiait dans le
journal de Hufeland cette autre observation : — Un
homme, bien portant d'ailleurs, est pris depuis plusieurs
jours d'une céphalalgie qui dépendait probablement de
l'influenza régnante. Il prend pour cela six grains d'arnica en poudre. Au bout de huit minutes, il survient
une palpitation si violente et si effrayante qu'il peut à
peine prononcer quelques mots ; regard fixe et anxieux,
froid général du corps, très-forts vertiges s'accompagnant d'angoisses et d'anxiétés. — La première observation de Hahnemann démontre l'action thérapeutique
de l'arnica dans ce même vertige qu'il produit dans la
seconde.

Cette dernière observation de Hahnemann met en
relief l'action de l'arnica sur le cœur, action peu étu-
diée, peu connue. Voici quelques autres faits. Dans
l'observation XI, on a déjà vu la faiblesse et l'intermittence des contractions cardiaques. Un des expérimentateurs de Jörg, avec 72 et 84 gouttes de teinture de
racine prises en des jours différents, eut à chaque fois
des palpitations qui troublèrent son sommeil. Les expériments de Schneller ont signalé les battements du cœur
plus forts. Hahnemann cite plusieurs symptômes obte-

nus sur ses élèves : élancements, oppression et douleur au cœur, tressaillements, mouvements du cœur très-rapides, puis très-lents. Quoique Jahr ait recommandé l'arnica dans les battements irréguliers et le rhumatisme du cœur, je ne vois pas que cette substance ait été souvent employée en pareil cas. C'est à la clinique de vérifier les données de la physiologie. Le docteur Bayes vante son action dans l'hypertrophie cardiaque familière aux bateliers qui manient journellement la rame.

L'envie de dormir qui a été si notable dans l'observation I confirme le symptôme *dormituritio* indiqué par Hahnemann : il est le premier qui en ait parlé. Plus tard, il l'a mentionné maintes fois dans sa pathogénésie. Nous le retrouvons dans les observations VI, XI et celle de Bird citée plus tard. Il est noté quatre fois dans les expériences de Jörg, où il ne s'est produit qu'avec la racine en infusion à la dose de deux à cinq grains. Les expérimentateurs ont signalé un sommeil agité. Plus les observations s'accumulent, plus elles viennent justifier les dires de Hahnemann. Dans le fait cité par lui, le symptôme *dormituritio* survint sept à huit minutes après l'ingestion du médicament, une demi-heure après dans l'observation XI ; au bout d'une heure dans l'observation VI ; au bout de quelques heures dans celle de Bird, ainsi que dans les expériences de Jörg. L'envie de dormir touche naturellement au sommeil profond qui a été noté plusieurs fois. Il faut bien que ces faits aient été remarqués antérieurement à Hahnemann, puisque Linnée, dans sa matière médicale, accorde des propriétés narcotiques à l'arnica.

CHAPITRE V.

ACTION SUR LES YEUX, LES OREILLES ET LE NEZ

L'arnica agit positivement sur les yeux. Collin avait noté qu'elle y produisait des élancements et de la chaleur. Hahnemann signale de nombreux symptômes : le rétré-cissement et la dilatation des pupilles, la fixité, la douleur, un sentiment d'ardeur, les larmes brûlantes et un peu d'exophthalmie. Dans les expériences de Schneller, il est question d'éblouissements et de prurit indiqués aussi par Hahnemann. Voici deux observations importantes à l'appui.

Obs. XV. — Une femme atteinte de fièvre tierce depuis quatre mois, prend par ordre du médecin deux tasses d'infusion de fleurs d'arnica, contenant 4 grammes du médicament, ce qui lui cause de l'obscurcissement de la vue ; l'accès suivant est plus fort; le jour intercalaire, elle se trouve bien. Le lendemain, jour de fièvre, elle prend deux autres tasses d'arnica, c'était son mari qui les avait préparées ; il avait mis une trop grande quantité de fleurs ; l'infusion était noire comme du café ; d'où *affaiblissement considérable de la vue*, vertiges, tremblements, anxiétés, violent vomissement et diarrhée pendant quelques heures, le tout suivi d'un long et profond sommeil d'où elle sortit en bon état ; la fièvre disparut. (Bird. *Harles's Rhein Jahrbücher*, 1825.)

Obs. XVI. — Le 16 juillet 1869, M. X..., âgé de 66 ans, goutteux et souffrant d'une affection du cœur (suffocations, intermittence du pouls, etc.) fit une chute violente sur le genou. Quoique les souffrances fussent vives, il fut à même de retourner chez lui. A peine s'était-il assis qu'il sentit un fort afflux de sang vers le genou contusionné. Craignant que la goutte ne se mît de la partie, il se fit faire des ablutions et des frictions avec la teinture hahnemannienne pure d'arnica et les fit continuer pendant sept heures ; en même temps il prit de l'arnica à l'intérieur. Au soir, dix heures après l'accident, toute douleur au genou avait disparu.

Dès l'entrée de la nuit se déclarèrent des symptômes sur la nature desquels il est impossible de se méprendre : insomnie, douleur frontale comme si le front était fortement congestionné, plein de sang ; douleurs dans les tempes, surtout en toussant ; douleurs dans la nuque, surtout étant levé ; vertiges apoplectiques, douleurs dans tout le corps comme si le sujet était couché sur des cailloux ; vomissements de matière bilieuse, bouche fraîche avec soif ; désir de boire des choses fortes ; vue troublée ; pas d'oppression, pouls fréquent, non intermittent.

Le lendemain matin, M. X... se plaignit de troubles graves de la vue : fréquente diplopie ; hallucinations de la vision ; il ne juge pas de la distance des corps et n'en voit que la moitié ; intelligence et mémoire bonnes ; marche très-incertaine ; maladresse dans les mouvements ; inappétence, soif, désir de boissons fortes ; encore quelques légers vertiges.

Le 18. Le malade ne sait pas bien où il est et ne reconnaît pas les appartements dans lesquels il entre ; il voit constamment une forte lumière de l'œil gauche qui disparaît quand il ferme cet œil, mais qui reparaît dès qu'il ferme les deux yeux. Il se sent mieux à l'air. Appétit médiocre ; adypsie.

Cette indisposition médicamenteuse ne fut combattue qu'au bout de quatre jours ; de légères hallucinations de la vue persistèrent assez longtemps, ce qu'on doit attribuer sans doute à l'état maladif du sujet. (Gailliard. *Journal du dispensaire hahnemann de Bruxelles*, janvier 1870).

Des deux observations précédentes, la première représente un simple affaiblissement de la vue à deux reprises différentes, produit sans nul doute par le médicament. La seconde est un type parfait d'amaurose arnicale : c'est la première fois que cette action pharmacodynamique nous est révélée expérimentalement : à ajouter à la pathogénésie hahnemannienne encore si incomplète sous ce rapport. Collin qui a tant préconisé l'arnica dans l'amaurose, ne se doutait pas que cette substance pouvait produire cette même affection.

M. Fonssagrives met en doute les vertus de l'arnica dans l'amaurose : il s'appuie sur Vacca-Berlinghieri qui déclare ces propriétés apocryphes. Cependant la physiologie du médicament est en faveur de l'application. Les faits produits, surtout l'observation du docteur Gailliard, prouvent son électivité manifeste sur les yeux et sous ce rapport le mettent sur le même rang que la belladone. Collin a cité neuf cas d'amaurose guérie par l'arnica. En littérature homœopathique, il existe quelques observations, surtout pour l'amaurose traumatique (Hencke). C'est une question à reprendre à l'aide de l'ophthalmoscope. Thummel a publié un cas de conjonctivite guérie par l'infusion.

Neumann prétend même avoir guéri complètement une cataracte par l'usage continu de l'arnica en infusion et en collyre. Je ne vois pas pourquoi l'arnica, avec sa puissance de résorption, ne guérirait pas la cataracte, surtout la cataracte traumatique. Les thérapeutistes doivent reprendre l'arnica dans les maladies des yeux où elle a été abandonnée et à tort.

L'arnica agit aussi sur le nez. Gesner est le premier à avoir signalé sa propriété sternutatoire. C'est pourquoi il lui avait donné le nom de *ptarmica*, d'où serait venu arnica par corruption. Bergius l'a classée parmi les errhins. Linnée affirme que les paysans de Lithuanie fument l'arnica : on en dit autant des paysans des Pyrénées. La propriété sternutatoire de l'arnica est traditionnelle, témoin le nom de tabac des Vosges, tabac des montagnes qu'on lui a donné. D'après Pomiès, les fleurs d'arnica sont sujettes à se noircir en se séchant : elles exhalent de l'ammoniaque et prennent l'odeur de tabac. La propriété ptarmique n'est pas explicable par le développement consécutif de l'ammoniaque. L'arnica est primitivement sternutatoire par elle-même, puisque l'alcoolature exerce sur la membrane pituitaire une action manifeste qui se traduit par des symptômes multiples. Cette action ressort évidemment des expériences de Viborg sur trois chevaux auxquels il avait fait boire de l'arnica en infusion ; il y eut, entre autres symptômes, un fort écoulement de mucus nasal. L'arnica fut injectée dans les veines dans trois expériences sur le même animal : il y eut écoulement purulent à chaque fois. Même résultat sur un autre sujet. Chez un des expérimentateurs de Jörg, le second jour, après avoir pris deux onces de fleurs en infusion, il y eut peu de repos la nuit suivante avec violente épistaxis. Schneller eut une légère épistaxis à droite. Les autres expérimentateurs furent obligés de se moucher fréquemment : ils eurent aussi un peu de saignement de nez. Hahnemann a produit de nombreux symptômes dans ses expériences avec ses élèves : gonflement du nez, douleurs, boutons, ulcérations, épistaxis, coryza, éternuments. Szontagh, professeur à l'université de Pesth, signale aussi l'épistaxis dans une pathogénésie récente (1).

L'arnica qui est sternutatoire, qui provoque l'épistaxis et le coryza, doit nécessairement être utile dans les affections du nez. Les homœopathes l'ont recommandée dans l'épistaxis traumatique, dans l'épistaxis spontanée

(1) *Neue Zeitsch. f. Hom,* VII,

avec démangeaison frontale ou nasale prémonitoire (Hering). Buchanan l'indique dans l'influenza avec épistaxis. C'est aussi un médicament du coryza.

L'arnica, quinquina des pauvres, aurait-elle comme le sulfate de quinine, la propriété d'agir manifestement sur les oreilles? cela me paraît incontestable. Hahnemann est à peu près le seul dont on puisse invoquer ici les expériments : il énumère de nombreux symptômes de l'oreille; au dehors, douleur dans le cartilage, chaleur et ardeur au lobule, puis sentiment de pression autour de la membrane du tympan, des élancements dans l'oreille interne, la diminution et l'exaltation de l'ouïe, les bourdonements, tintements, bruissements d'oreille. Le professeur Szontagh indique un léger son musical dans l'oreille droite pendant tout un jour avec céphalalgie du même côté. Ces données physiologiques ont été vérifiées par l'application thérapeutique. On trouve dans les journaux allopathiques allemands des surdités guéries par l'arnica (1). Suivant Hering, le médicament convient chez les sujets délicats à otalgies fréquentes; dans les cas de bourdonnements surtout unilatéraux; dans la surdité, suite de fièvre nerveuse. Si l'on se rappelle l'action élective de l'arnica sur la gorge, par conséquent sur la trompe d'Eustache elle-même, on doit prévoir que le médicament doit agir efficacement dans certains engorgements de la trompe. Les médecins auristes devraient l'essayer en badigeonnage sur le pharynx et en injection dans la trompe, en l'administrant aussi à l'intérieur. Il y a un autre *à priori* en faveur de cette application : c'est que l'arnica, médicament de l'œil, doit être un médicament des

(2) Thummel (*Med. Zeitung von Preussen* 1833.)— Krebss, (*Med. Ann. Heidelberg,* 1835.) — Bruck (*Journal de Casper* 1842). — Eisenmenger *Wurt. med. corresp.* 1843).

oreilles, par la simple raison que la plupart des médicaments oculaires sont aussi des médicaments otiques, chose à laquelle on n'a point fait assez attention.

CHAPITRE VI.

DES EXANTHÈMES D'ARNICA.

M. Fonssagrives a sauté à pieds joints la question des exanthèmes d'arnica : pour en parler, il aurait fallu interroger surtout les *adeptes de l'homœopathie*. Montpellier croirait déroger d'aller à cette école ; le besoin s'en fait pourtant rudement sentir, là comme ailleurs. Pour combler la lacune du professeur, voici une note assez complète sur l'arnica exanthématogène ; elle sera même un peu détaillée, parce que la question est peu connue, principalement à Montpellier.

Les premiers documents se trouvent dans Hahnemann : dans la première édition de la *Matière médicale pure*, il note une tache rouge sur le gland, un petit bouton pruriant au prépuce, de petits boutons sous le nez avec enflure de ce dernier (s. 74, 75, 82, 83). Dans la troisième édition, les symptômes sont plus détaillés : bouton purulent au front (s. 64) ; éruption varioliforme à la joue (98) ; joues gonflées (100) ; gonflement rouge de la joue droite (103) ; de la joue gauche (106) ; éruption sur les lèvres (121, 122, 123) ; éruption d'un bouton à la main (429) ; miliaire pruriteuse après avoir humecté la peau avec de la teinture (504). En outre, le prurit en des endroits divers est signalé nombre de fois.

Cette minutie dans l'exposition hahnemannienne, cette

tache rouge au gland, ce petit bouton au prépuce, cette éruption d'un bouton à la main, voilà de quoi faire sourire le professeur Fonssagrives. Qu'importe, si l'arnica est en cause? Nous allons voir du reste Hahnemann confirmé sur toute la ligne en gros et en détail, aussi bien par les allopathes que par les homœopathes.

Jörg expérimente sur lui et l'un de ses fils des fleurs d'arnica en décoction appliquée sur le bras ; une autre fois, ce fut avec des fleurs sèches maintenues sur le membre pendant six ou huit heures. A chaque fois, peu de temps après l'application, démangeaison brûlante ; mais l'expérience terminée, la peau était à peine rouge.

Dans les expériences faites à Vienne par une société de médecins, le docteur Schneller, après avoir pris douze grains d'extrait aqueux de fleurs d'arnica, eut à la lèvre inférieure une éruption de plusieurs vésicules formant croûtes plus tard. Chez un autre expérimentateur, il survint un hydroa aux lèvres (*Zeitschrift Der K. K. Gesellschaft*, 1846). Voici les symptômes 82, 83, 121, 122, 123 de la pathogénésie hahnemannienne, confirmés par des allopathes allemands.

OBSERVATION XVII. — Un homme, âgé de 50 ans, frotte sa main blessée avec une teinture affaiblie d'arnica. La blessure guérit vite, mais il survint de l'érysipèle autour. Quelque temps après, il se fait une contusion aux pieds : nouvelle application de la même teinture d'arnica ; il se développe encore de l'inflammation autour de l'endroit lésé. Peu de temps après, son domestique se blesse ; il prépare lui-même la teinture d'arnica, et lui applique la première compresse, pour lui montrer comment il fallait s'y prendre. Le lendemain, il est pris d'enflure à la main ; dans la soirée, elle devint d'une rougeur scarlatineuse. Bref, il survint un érysipèle, tandis que le domestique qui s'était appliqué, plusieurs jours de suite, des compresses d'arnica, en fut exempt ; ce qui fit comprendre au malade que les érysipèles antérieurs n'étaient pas la suite du traumatisme, mais bien un effet d'arnica (Attomyr. *Primordien einer Naturgeschichte der Krankheiten*. Wien, 1851).

OBSERVATION XVIII. — Le capitaine S..., se fit une légère brûlure au pied, en juin 1853, et y appliqua de l'arnica en faible solution. Quelques jours après, en montant à cheval, il se fait une petite écorchure qu'il traite également par l'arnica, deux gouttes par cuillerée à café d'eau, en y mettant une compresse imbibée de ce mélange. Les jours suivants, il survient une inflammation érythémateuse autour de la plaie avec une forte infiltration du tissu cellulaire. Cette inflammation s'étendit bientôt dans toutes les directions, envahissant les mains, le visage, les paupières, l'oreille droite et le côté droit du cou. Pendant son sommeil, il avait tenu la main enveloppée d'une compresse d'arnica sur le côté droit de la figure. L'éruption augmenta pendant trois ou quatre jours, lui causa beaucoup de démangeaisons et se termina par exfoliation. Il était survenu en outre de petites ampoules au visage, aux poignets, aux cuisses et au bas-ventre : quelques-unes se crevèrent.

Un mois après, le même capitaine se fit une légère contusion au nez. Matin et soir, il appliqua sur la partie blessée, avec le bout des doigts, une très-faible solution d'arnica (deux gouttes de teinture dans un grand verre d'eau). Les jours suivants, inflammation érysipélateuse du visage avec enflure des paupières.

Le Dʳ Lowder, qui rapporte cette observation, dit avoir connu un enfant de 6 ans, chez lequel il survenait une espèce d'urticaire, aussitôt qu'il flairait de l'arnica (*the homœop. Times*. Nov. 1853).

En 1861, le docteur Raymond appelait l'attention sur l'arnica considérée comme cause d'érysipèle. Le docteur Ozanam saisit cette occasion pour publier dans l'*Art médical* (mai 1861) trois faits d'érysipèle causés par l'emploi externe de l'arnica dans le cas de plaies ou de contusions, d'où il conclut que cette substance peut produire l'éruption bulleuse et phlycténoïde, l'éruption miliaire, l'éruption papuleuse et l'érythème lisse.

Voici ce que disait plus tard à ce sujet le docteur Bayes, médecin anglais : — L'arnica a pour effet pathogénétique une forme particulière d'érysipèle. J'ai vu un malade avoir trois fois un érysipèle d'arnica. Il était extrêmement sensible à l'action de cette substance. Les deux premières fois, il avait contracté cette maladie en baignant avec une lotion d'arnica le pied d'un de ses amis atteint d'entorse. Je le vis à la seconde attaque, la forme de l'érysipèle était particulière. Les mains, les bras, la figure et surtout les paupières étaient les parties les plus malades. La démangeaison était insupportable. La peau était rude comme celle d'un varioleux, comme s'il y avait eu sous la peau un nombre considérable de plombs disséminés ; pouls faible, langue chargée. La troisième fois, l'accident fut moins grave. L'érysipèle affectait principalement les lèvres, les paupières et le front. Le malade s'était trouvé dans une petite chambre où un autre individu s'était lotionné les jambes avec de l'arnica. — J'ai vu un autre cas d'érysipèle interne de la cuisse, du scrotum et du pénis sur un individu qui, sans y prendre garde, avait appliqué sur une entorse du genou une forte teinture d'arnica sans mélange d'eau : voilà ce qu'il avait gagné à ne pas se conformer à la prescription ordinaire de diluer l'arnica dans douze fois son poids d'eau. J'ai été conduit par ma propre expérience à employer une lotion encore plus faible : une cuillerée à café de teinture dans une demi-pinte d'eau est suffisante dans la plupart des cas (Bayes. *Monthly homœop. review*, 1867).

MM. Galoni et Mazzoni, de Rome (*Giorn. di Roma*, juin 1867), signalent une éruption vésiculaire avec rougeur et gonflement, rappelant l'érysipèle phlycténoïde, comme ayant suivi l'application locale de l'arnica. Suivant eux, elle commence par des points rosés peu saillants sur le siége de la friction, lesquels, en se multipliant et en augmentant, se transforment en d'infinies vésicules miliaires rappelant, mais en petit, l'éruption produite par l'huile de croton tiglium. Cette éruption accompagnée de tuméfaction s'étend au delà des points touchés, et avec elle peut apparaître de la fièvre proportionnelle à l'intensité de l'éruption.

M. Guillemot cite les deux médecins romains, puis il ajoute : — Rien n'étant plus facile que de répéter cette expérience, nous nous sommes frotté la partie postérieure de l'avant-bras avec de la teinture d'arnica sans addition d'eau. Cette friction, faite avec un linge bien imbibé, ne produisit d'abord qu'une rougeur uniforme ; mais, au bout de cinq minutes, apparut à la racine de chaque poil un tout petit point rouge acuminé qui devint bientôt une papule ombiliquée, à cause de la présence des bulbes pileux. Nous ne pûmes longe temps continuer l'action de l'arnica, sans faire sourdre un peu de sang de chacun d'eux; les frictions furent reprises trois fois dans la journée ; le lendemain, les papules s'étaient affaissées, mais les unes s'étaient converties en très-petites pustules, les autres avaient une croûte noire de sang desséché. Pendant et après l'opération, nous avons éprouvé sur les points touchés par l'arnica et un peu au delà un picotement semblable à celui que l'on ressent quand on promène sur la peau humide le pinceau électrique. Cette éruption médicamenteuse cesse avec l'usage de la teinture d'arnica et ne se produit pas lorsqu'on a soin d'étendre cette dernière d'une quantité suffisante d'eau (?). Nous nous sommes convaincu que de l'alcool au même degré peut bien produire une rougeur diffuse ou un léger érythème, mais jamais une véritable éruption accompagnée de la sensation locale que nous avons signalée (*thèse* Guillemot, p. 21).

Observation XIX. — Le 16 mai, Mme W..., âgée de 50 ans, se foule le pied et y applique une compresse saturée de teinture pure d'arnica, ce qui amène un érysipèle dans l'espace de douze heures. Ses amis la traitèrent alors avec divers remèdes et des bandages mouillés; l'inflammation allait tantôt mieux, tantôt plus mal. Le 26, on fit une lotion de rhus qui aggrava tellement le mal, qu'on m'envoya chercher le 28, au matin. Je trouvai la malade dans un grand état de souffrances. Il y avait une bande inflammatoire de trois pouces de large, tout autour de l'articulation, d'un pourpre noirâtre. La partie supérieure offrait des ampoules aplaties; l'inférieure était en suppuration. Le pied et la jambe un peu œdématiés; l'enflure s'étendait à plusieurs pouces; elle était très-douloureuse : l'ensemble offrait l'aspect d'une brûlure. L'état général était satisfaisant, sauf un peu d'insomnie. Un des yeux était légèrement enflammé avec enflure des paupières; une petite tache érysipélateuse à la paume de la main droite; la malade fut guérie en quelques jours en alternant belladone, 1re dil., avec deux gouttes de liqueur de Fowler, toutes les deux heures (J. N. Blake. *Monthl. hom. review*, 1874).

Le même auteur avait déjà publié dans le même journal en 1867, deux cas d'érysipèle résultant de l'application externe de l'arnica. Il décrit ainsi l'une de ces éruptions : sur l'épaule gauche et au dessous de l'aisselle du même côté, on voyait des plaques aussi larges que la main, formées de vésicules de la grosseur d'un grain de chènevis à celle d'un pois, remplies d'une sérosité claire. Les plus larges étaient ombiliquées comme les vésicules du cowpox ; les plus petites, trèsglobuleuses et très-saillantes. Ces vésicules reposaient en rangs serrés sur une surface érythémateuse lisse.

« C'est un fait bien connu, dit Richard Hughes, que l'éruption d'arnica qui survient chez des personnes très-susceptibles par suite de son application externe. Je l'ai vu même se produire par l'*usage interne* de la première dilution ; elle consiste en de nombreuses petites vésicules à base érythémateuse, s'accompagnant de beaucoup de chaleur et de démangeaisons. »

A diverses reprises, dit M. Gailliard, j'ai pu observer chez des malades qui faisaient usage à l'extérieur d'une trop forte solution d'arnica l'invasion soit de l'érysipèle, soit d'un érythème, soit d'une lymphangite, soit d'une éruption prurigineuse. Je connais une dame qui pour avoir, il y a une dizaine d'années, fait un grand abus de topiques arniqués, ne peut respirer l'arnica sans gagner tout aussitôt des taches érysipélateuses sur diverses parties du corps (*Journal du dispensaire Hahnemann de Bruxelles* 1869-70).

Le docteur Bayes, précédemment cité, vient tout récemment, au congrès homœopathique de Manchester, de confirmer l'action de l'arnica à dose infinitésimale par des faits très-curieux : il faut lui laisser la parole :

Un malade avancé en âge était menacé de congestion cérébrale. Je lui prescrivis de l'arnica, mais il m'avertit que cette substance lui causait toujours de l'érysipèle — en ce cas, lui dis-je, je vais vous donner une dose qui ne vous produira pas cet accident — et je lui donnai la dix-huitième dilution ; le jour suivant, il était pris d'enflure érysipélateuse autour de la bouche, surtout à la lèvre inférieure. Je connais une dame de haut rang, qui est encore plus sensible à l'arnica. Son mari et ses enfants, passionnés pour les courses et par conséquent sujets à de la fatigue, ou à des accidents, ont l'habitude de prendre à la suite de ces journées pénibles un peu d'arnica dans leurs bains, ou même d'appliquer des compresses du même remède en cas de contusions ou blessures. S'ils entrent dans la chambre de cette dame après leur bain ou leur lotion, elle est invariablement prise d'un léger érysipèle à la figure avec enflure des paupières et grande irritation de la peau. La dernière attaque d'érysipèle s'est produite dans les circonstances suivantes : cette dame préparait pour son mari une dose d'arnica dilué; il lui en tomba une goutte sur le doigt; elle eut beau l'essuyer immédiatement, elle n'en eut pas moins le jour suivant son érysipèle à la figure (*Monthly homœopathic review*, oct. 1875).

Le professeur Fonssagrives voudra peut-être expliquer ces faits par le mot grec d'idiosyncrasie : va pour le mot grec qui constate le fait et ne l'explique pas. Il s'ensuit que ces doses infinitésimales qu'on traite de *puériles* à Montpellier ne sont pas toujours *inoffensives* ; il s'ensuit aussi que les substances médicinales peuvent agir à des doses excessivement atténuées. Nous ne prétendons pas autre chose.

En 1867, je reçus aux eaux de Royat un jeune capitaine d'état-major en garnison à Moulins. Il arriva le 10 juillet. Le 12 juin précédent, il s'était appliqué sur le genou gauche atteint d'hydarthrose de l'arnica pure au moyen de compresses quatre fois renouvelées en vingt-quatre heures. Deux jours après, gonflement énorme du genou et de la cuisse. Vers le 16, diminution de l'enflure, mais apparition sur le genou d'une éruption eczématoïde, à bulles lenticulaires, serrées; éruption qui dura trois semaines. Les compresses ayant naturellement touché le genou droit, celui-ci eut également son eczéma, moins fort, mais tout aussi long; il en fut de même sur les doigts de la main qui avaient touché l'arnica; l'eczéma y fut très-douloureux. Le 12 juillet, le genou gauche portait encore des taches rouges caractéristiques.

Je tiens les faits suivants de l'un de mes clients. En 1871, il se trouvait à Liége, où il prit un effort au poignet gauche. Survint de l'enflure sur laquelle il fit une application d'arnica : il en résulta un érysipèle vésiculeux de tout le bras qui dura trois semaines. Un an après, autre érysipèle à la jambe par application d'arnica sur une écorchure. En 1874, un mois avant de venir aux eaux de Royat, il eut mal aux dents. Son dentiste lui conseilla de se gargariser avec douze à quinze gouttes de teinture d'arnica dans un verre d'eau. La bouche et les lèvres s'enflammèrent : il survint un érysipèle énorme de la face qui dura dix jours.

Tout récemment j'ai vu se produire un érysipèle sur un bras contusionné où l'on avait appliqué de la teinture d'arnica.

Un certain nombre de faits analogues ont dû être publiés dans les journaux français et étrangers ; toutefois je les crois rares. C'est pourquoi j'ai relaté tous ceux qui me sont tombés sous la main.

Faut-il s'étonner maintenant d'avoir vu paraître tout récemment dans un journal français, l'article suivant avec cet entête : *La teinture d'arnica condamnée ?*

— Le docteur James C. White, dans une communication du 21 janvier 1875, du *Journal de médecine et de chirurgie de Boston*, fait une charge à fond contre l'arnica. Il prétend que cette teinture est un véritable poison pour la peau. Le docteur relate trois cas où l'application de l'arnica en lotion sur des écorchures a occasionné de sévères attaques d'eczéma ; la malévolence de l'arnica serait beaucoup plus fréquente qu'elle ne paraît, et si ses effets délétères et toxiques sont rarement constatés, c'est parce que l'on met sur le compte de la blessure toutes les perturbations qui sont dues au soi-disant remède. *James White* n'hésite pas à déclarer, et il le fait avec une conviction assise sur l'expérience, que le seul agent pouvant produire un effet salutaire dans l'arnica est l'alcool qu'il contient. Le reste est une drogue sans valeur ; bien plus, nuisible.

Sans mettre à cette affirmation l'absolu du savant docteur, nous devons dire que, dans notre pratique, nous avons plusieurs fois été surpris de la manière dont se comportait l'arnica et c'est avec une extrême réserve que nous en faisons usage. *Hebra* avait sonné depuis longtemps le glas funèbre de ce quinquina des pauvres dont il niait les propriétés médicales. Dans la teinture aromatique des fleurs d'arnica, les propriétés stimulantes sont étrangères à l'arnica proprement dit et résultent de la cannelle et de l'anis qui entrent dans sa composition ; si, d'autre part, la teinture d'arnica doit, d'après l'autorité du docteur White, de Hebra, de Tilbury Fox, ses maigres propriétés thérapeutiques à la seule présence de l'alcool étranger à la plante, le dernier jour de ce médicament factice a lui. Dangereux en maintes circonstances, n'ayant d'autre mérite que celui qu'il tire de l'alcool auquel il sert de véhicule, ministère que l'*aqua simplex* remplirait mieux, l'arnica ne tardera pas à disparaître de la pharmacopée. C'est un mérite au docteur James C. White d'avoir mis cet agent suspect à l'index de la médecine pratique et d'avoir attiré sur ses méfaits l'œil investigateur de la science. (*Le Mouvement médical*, 27 mars 1875.)

Le reporter du journal français n'y va pas de main morte, en demandant de proscrire l'arnica de la pratique médicale. S'il fallait exclure les médicaments parce qu'ils sont nuisibles dans certaines conditions, il faudrait les supprimer tous, attendu qu'ils ne sont actifs ou curateurs qu'à raison même de leur nocivité : *ubi virus, ubi virtus*. Pour comprendre toutes ces choses qui, au fond, sont traditionnelles, il faudrait étudier la réforme hahnemanienne. Le temps n'en est pas encore venu pour les jeunes générations enseignées par les facultés d'Etat. En attendant, on patauge et l'on débite en pharmacodynamie force sottises.

Concluons. L'arnica est positivement exanthématogène, absorbée par l'estomac ou appliquée sur la peau. Par cette dernière voie, son action est plus fréquente, plus énergique. C'est la règle pour tous les médicaments exanthématogènes, arsenic, tartre stibié, rue, etc. L'exanthème peut être l'eczéma, l'urticaire, l'érythème, l'érysipèle et probablement d'autres. L'érysipèle a été le plus souvent constaté. L'arnica agit *omni dosi* ; l'exanthème développé par le simple flair n'a rien d'étonnant : ce fait a d'autres analogues en pharmacodynamie.

En vertu de la loi de similitude, l'arnica devrait être un bon remède contre l'érysipèle et autres éruptions. Attomyr a fait ressortir toute la valeur de cette donnée physiologique, en colligeant à part les nombreux symptômes de l'arnica qui concluent à l'érysipèle, d'après la pathogénésie de Hahnemann et autres observations. Déjà cette donnée commence à recevoir sa vérification clinique. Dans une discussion toute récente de *British homœopathic society*, le Dr Cooper a déclaré être tellement satisfait de l'emploi de l'arnica dans l'érysipèle, d'après les faits les plus décisifs, qu'il n'ordonne pas autre chose dans cette maladie. Il a vu l'arnica faire avorter en 24 heures un érysipèle du cuir chevelu qui, antérieurement, se produisait chez le même sujet dans les mêmes conditions, et durait deux ou trois semaines. (*The British journal of homœopathy*, avril 1876.)

Il faut donc ajouter l'arnica aux principaux remèdes employés dans l'érysipèle, comme aconit, belladone, graphite, mercure et rhus. Il faut aussi y joindre apis, le venin des abeilles. Bojanus en fait le plus grand éloge dans l'érysipèle traumatique. Parmi tous les remèdes employés contre l'érysipèle, dit le chirurgien de Moscou, il n'en est pas un seul dont l'effet puisse être plus décisif ni plus prompt que celui d'apis; aussi, sommes-nous entièrement d'accord avec l'opinion de M. Wolf, quand il dit que depuis la découverte de l'aconit, il n'y a pas de remède d'un effet aussi important et aussi étendu que l'apis. Depuis que nous avons fait ample connaissance avec ce remède, nous entreprenons les opérations plastiques avec bien plus de sûreté, toute crainte d'une mauvaise issue de l'érysipèle nous étant enlevée (*loc. cit.*). Les chirurgiens français qui savent combien l'érysipèle leur enlève de malades à la suite d'opérations, devraient bien vérifier les dires de Bojanus et autres.

On lit dans la pathogénésie de l'arnica , s . 396:
« Sur le côté de la nuque, petit bouton qui, lorsqu'on
y touche, élance et cause la même douleur qu'un ul-
cère. » Hahnemann ajoute en note : « Cette sorte de bouton, si douloureux au toucher, avec une auréole rouge
enflammée, que l'arnica produit d'une manière spécifique, a la plus grande analogie avec les furoncles ou
clous. Aussi, ces derniers sont-ils guéris homœopathi-
quement par l'arnica, et prévenus par ce médicament
chez les personnes qui y sont très-sujettes, comme l'expérience me l'a appris. »

Cette affirmation de Hahnemann n'a pas manqué
d'être vérifiée. Muller prétend que des compresses
d'arnica, une goutte de teinture par once d'eau, appliquées sur les furoncles, les font résoudre en très-peu de
temps (1).

Diehl cite le fait d'un individu affligé de furoncles
depuis un an ; il en avait une trentaine lorsqu'il prit
arnica 2, qui le guérit en trois jours. Six mois plus
tard, la maladie n'avait pas reparu (2).— J'ai soigné, dit
Teste, un malade jeune encore, 30 ans, et sanguin,
chez lequel la disposition aux furoncles constituait une
véritable diathèse. Pendant des mois entiers, il s'en
montrait successivement un grand nombre au visage,
au cou et aux épaules, puis ils disparaissaient pour
faire place à une angine intense. Cela durait ainsi depuis quelques années. Je prescrivis l'arnica, qui fit cesser en quelques jours les symptômes de la gorge, et les
furoncles, qui alors n'existaient point, n'ont pas reparu
depuis (3).

(1) *Archiv für die hom. Heilkunde*, B. 3.
(2) Id. B. 5.
(3) Teste. *Système pratique de la mat. méd. homœopathique*, Paris, 1853.

Richard Hughes se contente de citer Hahnemann et Teste ; il ajoute que pour son compte, dans le traitement des furoncles, il n'a besoin que de belladone et de soufre. Dans la troisième édition de son manuel, après avoir résumé Hahnemann et Teste, il se borne à citer Grauvogl, affirmant que l'arnica, à doses répétées, fait souvent avorter l'anthrax.

Un dernier mot sur une autre application. — J'ai vu se produire, dit Hahnemann, des tumeurs glandulaires par suite de l'abus d'une infusion de fleurs d'arnica ; je ne crois pas me tromper en disant qu'elle pourra également les guérir, lorsqu'on la donnera à des doses modérées.

Ce grand observateur écrivait cela en 1796, dans son *Essai sur un nouveau principe*, bien avant d'avoir abordé les doses infinitésimales. Dans le traité *De viribus*, il indique *tumores glandularum*, et dans sa *Matière médicale pure*, le gonflement des glandes sous-maxillaires. Deux de ses élèves expérimentateurs ont eu les mêmes glandes gonflées, saillantes et très-douloureuses (s. 134, 135).

Jörg qui s'était posé en contradicteur de Hahnemann, et qui, au fond, par ses expériences, n'a fait que lui rendre hommage, s'est évidemment inspiré des dires du grand homme, lorsqu'il a écrit la phrase suivante : « Je présume que les fleurs d'arnica sèches, ou en pulpe humide, appliquées sur les glandes indurées, doivent provoquer leur résolution ou déterminer leur inflammation et leur suppuration. » Jörg aurait dû nommer Hahnemann, qui avait présumé le fait avant lui. C'est probablement ce qui l'a déterminé plus tard à préconiser contre les abcès du sein une légère infusion d'arnica, prétendant qu'après son emploi il n'y a plus de récidives, et qu'en outre, les abcès à demi développés avortent. Meissner, traitant récemment des récidives des abcès du sein chez les femmes en couche dans *Deutsche Klinik* (1871), citait encore Jörg.

CHAPITRE VII.

L'ARNICA DANS LE TRAUMATISME.

Il est curieux d'entendre le professeur Fonssagrives donner son opinion sur les propriétés vulnéraires de l'arnica. « Le nom de *panacea lapsorum*, attribué par Meisner à l'arnica, indique la vulgarité de son emploi, à la suite des chutes, pour conjurer les accidents de commotion cérébrale qui en sont si souvent la conséquence. C'est un remède banal que les mères, principalement dans le nord, ont toujours sous la main, et qu'elles emploient, *intus et extus*, avec une crédulité à laquelle il n'y aurait quelque chose à dire que si l'arnica était donnée à des doses trop élevées. C'est à la teinture que l'on a recours, et les doses sont trop minimes pour que le moindre inconvénient puisse être imputé à son usage. » Il y a ici trois erreurs : la première, c'est de nier, avec une légèreté suprême, la valeur de l'arnica dans le traumatisme ; la seconde, c'est d'affirmer qu'il n'y a pas le moindre inconvénient dans l'emploi du médicament, d'après les doses employées, ce qui est contredit par les faits ; la troisième, c'est d'attribuer à Meissner le nom de *panacea lapsorum*, qui avait été donné plus de cinquante ans avant par Fehr. Tout cela me prouve que M. Fonssagrives n'a pas pris la peine d'étudier l'arnica, en remontant aux sources ; ce qui m'oblige de les lui passer sous les yeux.

C'est le peuple qui a fait l'arnica en Europe, comme il a fait le quinquina au Nouveau-Monde. Il faut toujours tenir un compte sérieux des traditions vulgaires à l'endroit des médicaments, tout en réclamant le bénéfice d'inventaire. Or, l'inventaire de l'arnica dans le traumatisme est assez riche pour mériter croyance des médecins, quoiqu'en dise Montpellier et sa docte cabale.

On a prétendu, bien à tort, que l'arnica était l'*alisma* de Dioscoride ; elle était certainement inconnue des anciens. La preuve, c'est qu'elle n'existe pas en Grèce, d'après les flores de Sibthorp et de Heldreich (1). La géographie botanique nous enseigne que le genre arnica appartient aux régions septentrionales ; l'espèce *montana* n'existe que dans l'Italie boréale, elle ne descend pas jusqu'aux régions helléniques (2). Dioscoride n'a donc pas pu la connaître.

Les origines de l'arnica sont toutes allemandes ; les premiers documents remontent à la fin du xvi siècle. Tabernæmontanus nous apprend, dans son vieux *Kreuterbuch*, qu'en Saxe et dans les provinces de la Baltique, le peuple l'appelait *wolverley* (3), mais que les

---

(1) Sibthorp. *Flora græca*. 1806. — Theodor von Heldreich. *Die Nutzenpflanzen Griechenlands*. Athen, 1862.

(2) Lecoq. *Géographie botanique de l'Europe*. Paris, 1854-58.

(3) *Wolverley* ne vient point de *wol vör leyd*, bon pour les douleurs, mais du gothique *wolves-lih* qui signifie cadavre ou mort du loup, tue-loup. L'arnica s'appelle encore en allemand *wolfstod*, mort du loup ; ce qui est en rapport avec ses propriétés toxiques. — Cfr. Karl Regel. *Der mittelniederdeutsche Gothaer Arzneibuch und seine Pflanzennamen*. Gotha, 1871.

médecins la nommaient *arnica*. Ce dernier nom serait la corruption de *ptarmica*, nom qui lui a été donné primitivement par les botanistes, à cause de ses propriétés sternutatoires. En Allemagne, on la nomme communément *fallkraut*, et aussi *bluttrieb*, *herbe des chutes*, *herbe qui chasse le sang*, noms qui justifient traditionnellement ses propriétés antitraumatiques.

Suivant Tabernæmontanus, en Saxe, le peuple se servait de cette plante dans les chutes et les violences extérieures. On en prend une poignée qu'on fait bouillir dans de la bière ; le malade la boit toute chaude, le matin, en se couvrant pour suer. Il ressent dans les parties lésées de grandes douleurs, pendant deux ou trois heures, puis il est guéri. Ceux qui n'ont rien d'offensé ne ressentent aucune douleur. Le vieux botaniste ajoute que cette plante est en grande vogue à Dantzick, et qu'on la fait venir tout exprès de la basse-Saxe.

Cinquante ans plus tard, Schrœder disait dans sa pharmacopée : « J'ai vu les paysans d'Alsace faire bouillir l'arnica dans de la bière, et la boire avec succès *contra grumosum et coagulatum sanguinem* (1). » Paulli, mentionne ces mêmes traditions (2).

L'emploi de l'arnica était donc depuis longtemps traditionnel en Allemagne, lorsque Michel Fehr (1678) la lança scientifiquement dans les éphémérides des Cu-

(1) Pharmacopæa. 1641.

(2) Rustici in mea patria appellant Wollvorley, forte *wol vor leyd* nöminandum. Illi quippe arbitrantur, id innumeris fere malis tollendis aptissimum, quod coctum ex cerevisia bibunt frequentissime, ubi ex alto deciderunt, aut alias ex violentiori motu deterius valent, et certo experimento sanguinem satis valide discutere et ab iis malis ipsos præservare quæ plerumque grumescentem sanguinem comitari assolent, docti sunt. (S. Paulli *Quadripartitum Botanicon*, 1640.)

rieux de la nature ; il en exposait les diverses propriétés
thérapeutiques, surtout dans les contusions et suites
de chutes où, suivant lui, ce médicament n'avait pas
son pareil. Il faisait remarquer qu'aussitôt prise, l'arnica se portait impétueusement *ad locum affectum*, surtout avec de fortes doses. Il ajoutait comme Tabernœ-
montanus : « Ubi autem nulla manifesta læsio, ibi quo-
« que nullus ad hac assumpta dolor. »

Le travail de Fehr vulgarisa du coup l'arnica dans le
monde savant. La plupart des collections et traités de
matière médicale du siècle dernier ont publié de nombreuses observations sur l'arnica, dans les cas de traumatisme, et célébré ses vertus vulnéraires. Parmi les
thèses *ad hoc*, il faut distinguer celles de Lamarche
(Halle, 1719; *præside Alberti*) de Meissner (Pragæ,
1736); de Hornschub (Erf, 1741; *præs. Buchner*), et enfin
celle de Schütt (Gottingæ, 1774) qui nous a été conservée
dans le *Sylloge opusculorum* de Baldinger.

J'extrais de cette thèse quelques passages impor-
tants : « In eo consentiunt omnes observatores, decoc-
« tum arnicæ vehementes dolores et cruciatus effecisse,
« ut ægroti insanorum instar parietes et pavimentum
« radant cum unguibus. Hunc effectum jam observavit
« vetula, quæ Schulzio communicavit arcanum. Dice-
« bat illa simul, hunc effectum præsagire bonum even-
« tum, et dolores hos vix ultra dimidium horæ sœvire...
« Constanti vero lege in loco contuso ægroti ab usu
« arnicæ sentiunt augmentum doloris atque cruciatus
« vehementes, insignem anxietatem... Dolorem in parte
« affecta auctum nuperis exemplis confirmavit etiam
« Schröder *in Diss. de ingress. intest.* Adeo vehementer
« interdum arnicam stimulasse legimus, ut noxios ef-

« fectus viderint observatores. Dolores in parte affecta
« post usum arnicæ augebantur nonnunquam eum in
« modum, ut ægroti morituris similes se haberent.
« Non immerito igitur arnicæ virosam qualitatem tri-
« buit Linnéus et sapienter monuit Triller delicatioribus
« non nisi caute præcribendam esse arnicam. »

Ces douleurs arnicales se développant sur les parties
lésées, ont été affirmées dans tout le siècle dernier à travers les livres ; je citerai un dernier témoignage .: « Il
faut faire attention, disait Tissot, dans son *Traité des
nerfs*, que les effets généraux les plus ordinaires de
l'arnica sont les vomissements, d'assez fortes angoisses,
une *action douloureuse* sur presque tout le système nerveux qui s'étend jusqu'aux extrémités, et *qui se fait sentir surtout sur les parties malades*, et des sueurs abondantes. » D'autre part, Crichton insiste sur cette
propriété *curieuse et assez constante* de l'arnica, d'aggra-
ver les douleurs dans les parties affectées, ou même de
les renouveler, lorsqu'elles ont disparu tout récemment.
Kausch affirme la même chose, d'après une expérience,
dit-il, inexplicable, mais fondée sur des milliers de
faits.

Les douleurs arnicales ne surviennent pas seulement
seulement à l'occasion du traumatisme ; elles sont un
effet direct du médicament administré dans des circonstances bien diverses. Nul n'a mieux démontré ce fait
que Collin dans son *Annus medicus*, en expérimentant
l'arnica. Il faut lire les nombreuses observations qu'il a
publiées sur l'administration du médicament dans les
paralysies, l'amaurose, les convulsions, y compris le
tétanos. On y voit se produire, sous l'influence de l'arnica, dans les paralysies, les secousses électriques, les

douleurs lancinantes, les formications, la sensation de liquide chaud ou injecté le long du rachis ou des membres ; dans l'amaurose, les douleurs arnicales se développent au fond de l'orbite sur les parties lésées ; dans le tétanos, ce sont des douleurs à l'ombilic avec rétraction des parties. C'est ce qui faisait dire à Peyrilhe : l'arnica, d'ordinaire, cause des douleurs lancinantes (1).

Ces mêmes douleurs ont été signalées par Alibert dans ses éléments de thérapeutique : il traitait une femme paraplégique par les fleurs pulvérisées, et bientôt la malade éprouva dans les membres des fourmillements et des douleurs auxquelles succéda la restitution complète du mouvement et de la sensibilité. Une vieille thèse de Montpellier, qui trouvera peut-être crédit auprès de M. Fonssagrives, vient même à l'appui : c'est celle de Jean-Jean. « On a remarqué, dit-il, que dans le traitement des maladies convulsives et surtout dans l'opisthotonos, il survenait, après l'administration de ce remède, une douleur autour de l'ombilic, qui durait pendant quelques minutes et qui changeait dans l'instant d'un hypochondre à l'autre. Dans certains moments, les malades ont ressenti comme si on leur jetait un liquide très-chaud sur le cou et qui parcourait promptement l'espace compris depuis la seconde vertèbre jusqu'au sacrum. Cette sensation s'est renouvelée chez certains malades à plusieurs reprises, et ensuite ils pouvaient remuer la tête dans tous les sens, ainsi que le tronc. Les urines devenaient quelquefois rouges et plus copieuses que la boisson dont ils faisaient usage. Ventre relâché plusieurs fois dans la

____

(1) Peyrilhe. *Cours d'histoire naturelle.* Paris, 1799.

journée avec ténesme, et dès lors tous les autres symptômes diminuaient d'intensité. » Dans ce passage, Jean-Jean n'a fait qu'analyser Collin sans le nommer.

Dans son mépris superbe pour l'homœopathie, M. Fonssagrives n'a certainement pas consulté les pathogénésies hahnemaniennes ; il serait étonné de les trouver en pleine concordance avec les nombreux documents déjà cités, principalement avec Collin et Jörg. Deux des meilleurs auteurs de matière médicale en Allemagne, Voigtel et Vogt, ont rendu hommage à Hahnemann en décrivant les propriétés physiologiques de l'arnica d'après ses travaux pathogénétiques (1). Le fondateur de l'homœopathie a signalé le caractère particulier des douleurs arnicales, en les comparant aux douleurs de contusion, de luxation, de déchirement, d'arrachement, en un mot de traumatisme.

Cette action physiologique de l'arnica est donc bien et dûment établie de par nombre d'observateurs ; les homœopathes n'ont fait que la confirmer. Cette propriété constitue sur le terrain du traumatisme un fait d'exacerbation médicamenteuse remarquable, signalée dès le principe par Fehr qui l'attribuait avec raison à de trop fortes doses. Il faut en conclure que l'arnica doit être un remède puissant dans la série des lésions traumatiques. Cette conclusion n'est certainement pas acceptée de M. Fonssagrives qui ignore le fait physiologique et nie le fait thérapeutique ; mais qu'importe, si ce double fait est incontestable ? Reste à établir la vertu curatrice.

(1) Voigtel. *Vollst. System der Arzneimittellehre.* Leipzig, 1817. — Vogt. *Lehrbuch der Pharmakodynamik.* Wien, 1831.

Nous sommes ici en présence d'une observation constante et quasi universelle depuis bientôt deux cents
ans. Les meilleurs auteurs de matière médicale du
siècle dernier sont invoqués sur ce point. Fred. Hoff-
mann, écrivant une dissertation sur les remèdes spéci-
fiques, préconisait l'arnica dans le traumatisme « ob
singularem qua pollet incidentem, resolventem et dis-
cutientem efficaciam. »

Juncker va plus loin et indique, outre les violences
extérieures et les chutes, le traumatisme *a nimii oneris
gestatione*, ce qui coïncide avec les efforts violents signalés par le docteur Bayes, conditions diverses dans
lesquelles l'arnica trouve un juste emploi.

Même dans notre siècle si sceptique, la croyance aux
vertus vulnéraires du médicament s'est de beaucoup
accrue. Les homœopathes l'ont introduit en Angleterre
où il rivalise comme antitraumatique avec le *calendula
vulgaris*. L'arcane figure aujourd'hui dans la trousse de
tout voyageur intelligent, quelle que soit sa nationa-
lité. Cet usage vulgaire est un élément sérieux de démonstration. De notre temps, l'observation médicale
fournit un apport assez riche ; il me serait facile de
produire nombre de documents (1) ; en voici quelques-
uns de la dernière heure.

Löffler s'est convaincu par un usage fréquent et
comparé de l'arnica que son emploi local est vraiment
curateur dans toutes lésions accompagnées d'extrava-

(1) Cfr. Haurowitz et Bertels. *Med. Zeitung Russlands*, 1844-45. —
Cade. *Journal des conn. méd.-chir.*, 1856. — Balding et Mitchel. *The Lancet*,
1870. — Schmidt's Jahrbücher, Bd. 156, 1872. — En outre, la littérature
homœopathique est très-riche en faits du même genre.

sations sanguines (1); il considère cet agent comme un excitant de la musculature des parois des vaisseaux ; se sert ordinairement de la teinture d'arnica délayée dans 10 ou 20 parties d'eau, et fait imbiber souvent avec cette solution les compresses qui recouvrent les plaies. Le médecin allemand n'est autre qu'un médecin en chef de l'armée prussienne; il est auteur d'un traité sur les plaies d'armes à feu. (J'extrais ce qui précède du compte-rendu qui en a été fait dans *Schmidt's Jahrbücher*, Bd. 106,)

Mon regrettable ami, feu Milcent, en publiant dans l'*Art médical* (mai 1870), une note sur le pansement des plaies par l'arnica, débutait ainsi : « Je veux dire deux mots des admirables effets de l'arnica dans le pansement des plaies, même les plus graves. C'est un fait assurément bien connu, mais les chirurgiens, faisant la sourde oreille et négligeant par une obstination systématique un si bon remède à cause de sa provenance, il est de notre devoir de le leur rappeler pour qu'ils soient sans excuse. » Puis Milcent citait plusieurs observations remarquables.

M. Guillemot termine sa thèse « en recommandant aux chirurgiens l'usage topique de l'arnica qui a été consacré, dans les cas de contusions et dans le tiraillements des tissus consécutifs aux entorses, par une pratique pour ainsi dire universelle. Elle est employée habituellement avec un succès que nous n'avons jamais vu démentir à l'hôpital militaire du Val-de-Grâce dans la clinique chirurgicale de M. Servier. » Suivent deux observations importantes.

(1) Löffler. *Grundzuge und Regeln fur die Behandlung der Schusswunden im Kriege.* Berlin, 1859.

Un auteur anglais, qui vient de publier un traité de matière médicale, le D<r> Phillips, exprime le regret que l'arnica ne soit pas devenue encore d'un usage plus général dans le traumatisme (1).

Toutes ces affirmations valent bien les négations de M. Fonssagrives qui n'apporte, du reste, aucun expériment contradictoire. Il aurait pu à la rigueur invoquer Garrod, qui a travaillé à la dernière édition de la pharmacopée anglaise et qui a fait quelques expériences pour apprécier la valeur de l'arnica, comparativement à celle de l'alcool, dans le cas d'extravasations sanguines. Ce médecin a expérimenté sur les ecchymoses, telles qu'elles se forment à la suite de ventouses. Dans une première série, six malades furent *ecchymosés* en même temps, de chaque côté du sternum. D'un côté, on mit de la teinture d'arnica ; de l'autre, de l'alcool de même degré que la teinture, sans interruption pendant deux ou trois jours. Dans un cas, le résultat fut en faveur de l'arnica ; dans un autre, en faveur de l'alcool ; dans les autres cas, pas de différence notable. On expérimenta une seconde fois sur six malades avec trois ou quatre ecchymoses sur la poitrine. Un malade fut traité par la teinture d'arnica, un autre par l'alcool ; on ne fit rien aux autres. Deux fois il y eut égalité. Les ecchymoses traitées disparurent rapidement ; les autres furent plus longues à se résoudre. Dans une troisième série, l'expérience eut lieu sur quatre malades avec trois ou quatre ecchymoses dans le dos. Ils furent traités à l'alcool ou à l'arnica avec application de taffetas ciré pour empêcher l'évapo-

(1) *Materia medica and therapeutics*, by Charles Phillips, 1874.

ration. Trois fois, l'effet fut favorable à l'alcool, une fois à l'arnica (1).

Les expériences de Garrod ont été trop restreintes et trop peu décisives, pour qu'on puisse accorder l'égalité ou la supériorité à l'alcool.

Le problème aurait dû surtout être résolu par l'ingestion de l'arnica à l'intérieur, procédé plus sûr, plus énergique que l'application externe. Il aurait fallu aussi étudier l'influence de l'arnica sur l'élément douleur. Les sceptiques, dans mon opinion, ne parviendront jamais à établir que l'arnica dans le traumatisme n'a pas plus de valeur que l'alcool. Un fait bien simple démontre que la plante n'agit pas seulement par son véhicule alcoolique. Laissez évaporer sur le dos d'une main quelques gouttes d'alcool et sur l'autre quelques gouttes de teinture d'arnica : le médicament provoquera une sensation toute différente de celle de l'alcool, sensation de cuisson avec chaleur. Avec un peu d'habitude, on peut même apprécier par ce procédé si l'on a affaire à une bonne ou mauvaise préparation de la plante.

Et, d'autre part, les exanthèmes d'arnica ne sont-ils pas en un sens la meilleure preuve que l'alcoolature n'agit pas seulement par l'alcool qu'elle contient, mais bien par le principe actif dont elle est le véhicule ? Est-ce que l'alcool appliqué sur la peau peut produire des exanthèmes ?

Dernière question : L'arnica qui produit des douleurs à caractère traumatique peut-elle aussi produire dans le corps des extravasations sanguines ou ecchymoses ? J'y réponds par un fait qui est douteux lui-même ;

(1) Schmidt's Jahrbücher, Bd. 123, 1864.

mais il faut poser le problème. L'observation ultérieure le résoudra peut-être plus tard complètement. C'est le Dr Bayes qui a rapporté le fait : — un adversaire de l'homœopathie, dit le médecin anglais, me demandait un jour pourquoi nous prétendons que l'arnica est le remède homœopathique de la contusion. Peut-elle la produire ou quelque chose de semblable ? c'est ce que j'ai vu une fois. Une jeune fille qui s'était servie de lotions d'arnica pour une entorse déjà ancienne, vint me montrer son genou qu'elle avait entouré pendant quelques jours de compresses d'arnica et qui offrait quelque apparence de contusion. Il avait d'abord été noir, puis vert, puis jaune et avait fini par guérir. La malade disait que le remède avait fait sortir la contusion ; mais comme l'accident datait de plusieurs semaines, cette hypothèse était inadmissible. Je ne veux point théoriser à ce sujet. Je me contente de rappeler le fait. — Je ferai comme le Dr Bayes, mais je ne serais point étonné que l'arnica eût la faculté de produire des extravasations sanguines dans les divers tissus du corps humain. Il y a de fortes présomptions à cet égard, en présence des faits déjà connus.

Il a été déjà question de l'épistaxis, de la diarrhée et des vomissments sanguinolents déterminés par l'arnica ; il faut y joindre l'hémoptysie. Collin a signalé les hémorrhoïdes borgnes ; les expérimentateurs de Vienne ont noté aussi le gonflement des vaisseaux hémorrhoïdaux. Les propriétés emménagogues du médicament sont positives.

Schütt indique une observation du médecin Dilthey, qui aurait vu une sueur rouge sortir de la poitrine sous l'influence de l'arnica ; Schütt dit encore : « Nonnunquam ex parte affecta sanguis erumpit. »

Le *Lexicon d'Alberti* mentionne une observation avec ce titre : « Arnica hæmorrhagias concitat. »

Trinks, parmi les effets pathogénétiques, indique l'hématurie. Ainsi l'arnica viendrait se mettre à côté de quelques médicaments hémorrhagigènes, tels que le mercure, l'ipéca, l'arsenic et autres. Sous ce rapport, j'ai donné l'histoire complète de ce dernier et démontré qu'il produisait dans l'intérieur des tissus, cerveau, cœur, muscles, etc., de véritables ecchymoses et sur la peau de nombreuses pétéchies. Si l'on démontre plus tard que l'arnica produit des extravasations sanguines, la loi de similitude s'imposera complète et lumineuse sur le terrain du traumatisme traité par l'arnica. Rien ne serait plus facile à vérifier, en empoisonnant des chiens avec une bonne alcoolature.

Tout récemment, un médecin allemand, le D^r von Grauvogl vient de défendre la doctrine hahnemanienne en invoquant les actions thérapeutiques de trois médicaments, l'arnica, la silice et le thuya. A propos du premier, il signale son action spécifique sur les blessures ; qu'il me soit permis de le citer un peu longuement : — de toutes les violences mécaniques, celles qui donnent la suppuration la plus abondante, sont les fractures compliquées, les délabrements très-étendus des parties molles, les vastes blessures opératoires, portes ouvertes à la fièvre pyémique ou septicémique. Nous ne voyons pas toujours ces cas au début : dans la campagne généralement, ce n'est qu'après plusieurs jours, après que le médecin de la localité a fait de son mieux, et alors nous trouvons de vastes suppurations.

Que nous donnions *arnica*, 30e décim., 4 à 5 gouttes
par heure, tout en appliquant sur la blessure des
compresses humectées de la même dilution; le malade,
au bout de quatre à huit heures, éprouve un allège-
ment considérable dans la douleur, et le jour suivant
la suppuration est manifestement diminuée. Elle décroît
de jour en jour, et en quelques jours elle est réduite à
peu de chose: en même temps les plaies se nettoient.
Les choses vont beaucoup plus vite, si nous donnons
toutes les heures quatre gouttes de la 1re décimale, et
la même dilution pour humecter les compresses. La
règle est que, dès le jour suivant, en 24 heures au plus,
la suppuration est presque tarie, et tout l'ensemble
présente le meilleur aspect. Dans les hôpitaux militai-
res, j'appelai l'attention des chirurgiens sur l'efficacité
du traitement, et je leur enseignai qu'en cessant
arnica, cette amélioration disparaîtrait brusquement, et
qu'on retrouverait les pansements abondamment cou-
verts de pus. Ce résultat était constant : dès le lendemain, la suppuration primitive se produisait et les plaies
des parties molles, presque réunies, bâillaient de nouveau; j'étais alors obligé de redonner *arnica* à l'intérieur et à l'extérieur. La reprise du médicament avait
le même effet que la première fois. La guérison s'opé-
rait en très-peu de temps, à l'ébahissement des specta-
teurs allopathes, sans autre suppuration, sans granula-
tions, sans rétraction des bords de la plaie, c'est-à-dire
tout autrement qu'ils ne l'avaient appris ou observé
jusque-là. J'eus largement l'occasion de voir la même
chose pendant la guerre de France; mais je n'eus pas
d'imitateurs (*Allg. hom. Zeitung*. Bd. 92).

Tous ces faits ont une valeur incontestable, et de-

vraient frapper les chirurgiens : mais hélas ! ils croient
en général beaucoup plus à la puissance du bistouri
qu'à celle des drogues. Cependant ils ont sans cesse à
combattre un ennemi redoutable, le pus qui pullule
dans les hôpitaux et fait tant de victimes, et s'ils trou-
vaient dans l'arnica, comme dans la silice et autres
arcanes, des remèdes antipurulents? Que n'essayent-ils
dans l'intérêt de l'humanité? La question en vaut bien
la peine.

CHAPITRE VIII.

APPLICATIONS THÉRAPEUTIQUES DIVERSES.

« En somme, dit M. Fonssagrives, médicament
utile pour relever les forces de l'économie, pour secon-
der l'action des médicaments tétaniques dans le traitement des diverses paralysies, probablement avantageux
dans certaines formes de fièvre typhoïde et de dyssenterie, telles sont les recommandations sérieuses sous
lesquelles se présente l'arnica. »

Ce bilan en trois points dressé par le professeur de
Montpellier est bien maigre. M. Fonssagrives compte
mal. L'arnica a nombre d'autres recommandations sérieuses dont il ne se doute pas.

Dire que l'arnica relève les forces de l'économie, ce
sont là des vulgarités, comme on en débite tant dans
les questions de thérapeutique ; ces vulgarités peuvent
être dites de presque tous les médicaments. En pharmacodynamie, il faut, avant tout, spécialiser.

L'arnica adjuvant des médicaments tétaniques, voilà

une pure hypothèse. M. Fonssagrives ne s'est pas demandé si cet adjuvant ne serait pas plutôt antagoniste, comme l'opium l'est de la belladone, comme le sont, en général, tous les médicaments à action similaire. Nous savons que l'arnica est l'antidote de la fève de Saint-Ignace, et, suivant M. Teste, de la coque du Levant, deux médicaments tétaniques. M. Fonssagrives fera bien de se méfier de tous ces adjuvants : ils appartiennent à cette polypharmacie absurde que nous a léguée l'antiquité et que les modernes ont embellie. L'allopathie continue à en vivre, mais c'est une vie déplorable au point de vue de la science sérieuse.

C'est en souvenir de Stoll que M. Fonssagrives déclare l'arnica utile dans certaines formes de fièvre typhoïde et de dyssenterie. Vu son action entérique, le médicament avait dû réussir entre les mains du médecin de Vienne, plus que toutes les autres médications suivies jusqu'alors ; mais l'arnica ne peut pas en être le remède unique, et ne doit être efficace que dans certaines circonstances que l'observation n'a pas encore suffisamment précisées. D'après R. Hughes, le médicament a été pris en grande estime, en Amérique, dans la cure de la dyssenterie ; il s'adresse surtout aux coliques et au ténesme.

« L'arnica, poursuit M. Fonssagrives, est bien déchue, du moins chez nous, de l'importance thérapeutique qu'on lui attribuait jadis, et qui est attestée par la liste un peu confuse des maladies auxquelles on l'adressait. Répéter aujourd'hui avec Murray que l'arnica est utile dans la goutte, les rhumatismes, la suppression des lochies, les convulsions, les paralysies, les fièvres intermittentes, etc., c'est élargir outre mesure le cercle des applications pratiques de ce médicament, et conduire naturellement à nier ce qu'il a de bon. C'est ainsi qu'on encombre la thérapeutique et qu'on engendre le scepticisme. »

A qui la faute si, en France, et même ailleurs, l'arnica et tant d'autres médicaments sont déchus de leur importance thérapeutique, sinon à l'état déplorable de l'enseignement officiel en pharmacodynamie? et quand on pense que cet enseignement repousse la réforme hahnemannienne, c'est-à-dire l'étude physiologique des médicaments, la seule voie qui puisse le tirer des erreurs qu'il caresse et propage! M. Fonssagrives trempe aussi dans la conspiration antiscientifique. Est-il bien sûr en outre qu'il faille purger la thérapeutique des applications multiples de l'arnica indiquées par les nombreux auteurs qui figurent dans Murray? assertion dénuée de preuves. Les preuves seraient des observations décisives; on n'en a pas. C'est une légèreté insigne que de rayer ainsi d'un trait de plume les inventaires laissés par la tradition; c'est se priver du bénéfice qu'on peut y recueillir. Tout cela m'oblige à refaire contradictoirement l'histoire thérapeutique de l'arnica.

Une partie en a déjà été faite; ses vertus vulnéraires ont été longuement établies, au chapitre précédent; dans celui des exanthèmes, on a pu pressentir le parti à en tirer dans les affections aiguës de la peau, comme l'érysipèle et autres (1). Il a été question aussi de la

(1) L'arnica agit principalement sur les muscles et le tissu cellulaire De là vient que les diverses affections aiguës de la peau, celle qu'elle produit et partant qu'elle guérit le plus sûrement, c'est le furoncle. De là vient encore qu'elle est mieux appropriée au traitement de l'éry-

cure des furoncles, des tumeurs et abcès du sein. Abordons maintenant toute la série des autres applications thérapeutiques.

Nous avons vu dans la sphère du système nerveux, que l'arnica convulse et paralyse. Puisque M. Fonssagrives ne veut voir dans ce médicament qu'une action tétanique, ce qu'il est impossible d'admettre en présence de ses autres actes physiologiques, comment se fait-il qu'il ait passé sous silence son application dans le tétanos! Collin l'avait employée avec succès dans cette maladie; Stoll l'avait conseillée. M. Fonssagrives cite le médecin espagnol Escolar à propos d'héméralopie traitée par l'arnica; mais ce médecin, dans le même article, formulait aussi des pilules antitétaniques faites avec ce médicament. Est-ce que le professeur de Montpellier aurait eu peur de mentionner une application favorable au principe homœopathique? *A priori*, l'arnica doit être un médicament du tétanos, aussi bien que l'arsenic qui a déjà fait ses preuves, aussi l'aconit et la belladone, sans parler de la noix vomique et de la fève de Saint-Ignace.

« Les fleurs d'arnica, disait Vitet (1), bien loin d'irriter le genre nerveux, calment souvent plusieurs espèces de maladies convulsives. Elles combattent ordinairement la danse de Saint-Guy, et il n'est point de re-

sipèle phlegmoneux et de la brûlure superficielle qu'à celui de l'érysipèle simple (?) et de la brûlure superficielle (Teste). Le même auteur ajoute que l'arnica guérit souvent l'acné. Clotar Müller recommande arnica dans l'érysipèle des nouveau-nés, parce que, dit-il, la maladie tient presque toujours à la blessure et à l'inflammation du cordon ombilical. Il conseille aussi le même médicament en nature et en application externe dans les engelures. (*Die Homœopathie*, Leipzig, 1854.)

(1) *Matière médicale*, 1803.

mèdes proposés, jusqu'à ce moment, qui agissent *avec plus d'efficacité* contre cette maladie. » Joseph Franck affirme aussi que l'arnica est un des meilleurs remèdes contre la chorée. Ce sont, je crois, les seuls auteurs qui aient parlé de cette application. Rien en littérature homœopathique à ce sujet; il serait important de vérifier cette propriété. Stoll avait encore proposé d'essayer l'arnica contre l'épilepsie. Je crois qu'il existe quelques observations à ce sujet, surtout pour l'épilepsie traumatique.

La question des convulsions se complète naturellement par celle des paralysies auxquelles elles sont souvent mêlées. Faut-il s'étonner que l'arnica soit utile dans les paralysies, puisque c'est un agent paralysigène? Collin rapporte vingt-huit observations de paralysies guéries par les fleurs d'arnica. Pour lui, les douleurs, les tiraillements, les picotements que l'on ressent dans les parties malades, sont les signes non équivoques de l'action du remède et de son efficacité. Aaskow, Schneider ont fourni des observations analogues. Karl Hencke a publié, en 1873, dans *Allg. homœop. Zeitung*, un long mémoire où il fait un résumé des emplois divers de l'arnica en homœopathie; il cite plusieurs observations d'apoplexie et de commotion cérébrale, traitées heureusement par cette substance médicinale. Thielmann l'a employée avec succès dans le tremblement des doreurs (12 grammes dans 200 grammes d'eau, une cuillerée toutes les deux heures).

L'arnica paraît avoir rendu des services réels dans l'arachnitis et l'hydrocéphale aiguë. Hauner l'a vue réussir dans un cas d'arachnitis avec épanchement, à la condition de continuer le médicament pendant quelques semaines (1). Meissner, dans son traité des maladies des enfants, cite Portenschlag qui rejette l'emploi du calomel dans l'hydrocéphale aiguë et préfère les fleurs d'arnica comme activant mieux la résorption du liquide épanché. Neumann affirme avoir obtenu les résultats les plus remarquables de l'infusion d'arnica au commencement de l'hydrocéphale aiguë (2). Van der Kolk l'a trouvée d'une grande valeur dans l'urémie idiopathique avec tendance à la faiblesse ou paralysie. Huss l'a employée dans l'alcoolisme chronique ; il en précise longuement les indications. Les aliénistes s'en sont beaucoup servi dans le cas de démence; suivant Guislain, l'arnica est quelquefois utile dans le passage de l'état aigu à l'état chronique; dans le cas de paralysie générale, elle donne du repos. Leidendorf l'a utilisée avec grand succès dans l'incohérence des idées avec selles et urines involontaires. Dans l'Asile hollandais de Murenberg, on l'emploie contre la tendance à la paralysie ; elle s'y est montrée très-utile dans la faiblesse et l'épuisement consécutifs à l'onanie (3).

Peu de médicaments, nous l'avons déjà dit, donnent la crampe d'estomac aussi bien que l'arnica ; il en ressort naturellement une application à vérifier dans cette maladie. Quoique les meilleurs manuels homœopathiques se taisent sur cette question, plusieurs médecins de l'Ecole ont traité de l'emploi du médicament dans quelques affections gastriques et intestinales. Trinks le recommande dans la cardialgie, suite de gastrite chronique ou de perte considérable des liquides de l'écono-

(1) *Journal für Kinderkrankheiten*, 1855.
(2) *Bemerk. über die gebrauchl. Arzneimittel*, Berlin, 1840.
(3) *Schmidt's Jahrbücher*, 1851 et 1860.

mie. Il a été aussi indiqué dans la dyspepsie due à des études forcées, dans le gastricisme suite d'indigestion (Jahr), dans le catarrhe gastrique avec renvois d'œufs pourris (Buchanan), dans les douleurs provoquées par l'ingestion des aliments (Richard Hughes). Bönninghausen l'a signalé dans les éructations, régurgitations et flatuosités. Les propriétés *gazogènes* de l'arnica devaient y conduire ; on conçoit d'avance tout le parti à en tirer dans la dyspepsie flatulente et le tympanisme intestinal. Quelques faits physiologiques ont établi que l'arnica pouvait déterminer des vomissements de sang (1) : aussi dès l'origine a-t-elle réussi contre l'hématémèse entre les mains des médecins de Breslau. Bönninghausen et Hirschel ont confirmé.

L'action diurétique de l'arnica indique une électivité positive sur les organes urinaires. Lobel l'employait contre la dysurie, ce qui a été confirmé par des observations récentes (2). Plenck, Richter, Mercier, Kluyskens ont conseillé le médicament dans la rétention d'urine : de même Jahr et Bönninghausen. Jahr l'indique aussi dans l'hématurie. Le Dr Small a publié des observations de néphrite calculeuse heureusement traitée par l'arnica (3). Il y a bien longtemps que de Lamarche, Schulzius et Cartheuser l'avaient vantée en pareil cas. Le Dr Bayes se loue beaucoup de l'arnica à l'intérieur chez les hommes âgés dans le cas de ténesme du col de la vessie.

Les propriétés emménagogues sont traditionnelles et incontestables. Grauvogl recommande le médica-

---

(1) Meyer, *Verhandl. der Gesell. zu Wien*, 1843.
(2) *United States Med. Surg. Journal*, VI
(3) *Monthly hom. Review*, 1867.

ment dans les hémorrhagies utérines. Kratzel en a obtenu de bons résultats à de hautes puissances dans un cas de tranchées utérines après l'accouchement (1). Voigtel le préconise aussi dans la trop grande abondance des règles, et a gardé mémoire de plusieurs succès en pareil cas. *Idem* Vogt dans les hémorrhagies, le purpura et la métrorrhagie.

Du côté de la poitrine, les applications de l'arnica ont été assez nombreuses. — Stoll raconte qu'un de ses amis lui avait assuré s'être bien trouvé de la décoction de fleurs d'arnica dans une coqueluche où rien ne réussissait : ce qui a fait dire que le médecin de Vienne avait conseillé le médicament dans la toux convulsive. Le Dʳ Gentil, d'Amorbach, rapporte que dans une épidémie très-meurtrière de coqueluche, il vit échouer successivement tous les moyens les plus vantés : il n'y eut que l'arnica qui rendit de bons services à la dose de 2 à 4 grammes par décoction à prendre dans la journée (2).

Trinks recommande l'arnica dans la coqueluche au troisième degré. Buchanan et Richard Hughes l'indiquent surtout dans le cas où les enfants ont des crises de pleurs au moment des accès. La pathogénésie du médicament est éminemment favorable à ces dires.

Au commencement du siècle dernier, l'arnica avait été préconisée dans la pleurésie vraie et fausse, dans les pneumonies et affections catarrhales, l'asthme pituiteux, le point de côté chronique, l'hémoptysie spontanée ou traumatique ; tout cela a été vérifié dans notre siècle par divers observateurs. Hufeland a recommandé

(1) *Allg. hom. Zeitung*, Bd. 67.
(2) *Journal de médecine de Bruxelles*, 1856

l'arnica dans la bronchite capillaire. On trouve dans nos grands recueils scientifiques (1), diverses observations de catarrhe laryngien, de pleurésies et de pneumonies traitées par ce médicament. Hencke a donné, dans son mémoire, le contingent homœopathique : pleurésie traumatique, hémoptysie spontanée ou suite de violents efforts, congestion pulmonaire suite de la danse. Trincks mentionne aussi l'arnica dans l'hémoptysie de causes diverses, la pleurodynie, la pleurésie, l'hydrothorax et la pneumonie traumatique ; Buchanan, dans le simple point de côté et la névralgie intercostale. Dans l'enrouement des prédicateurs et des officiers par suite de violents efforts de voix, Grauvogl fait prendre avec le plus grand succès quatre à cinq gouttes de teinture d'arnica dans un verre d'eau, une cuillerée à café deux fois par jour.

Le Dʳ Bayes a vu l'arnica trois fois faire disparaître, chez un vieillard, des palpitations dues à un travail forcé et soulagées par le repos : il recommande ce médicament, longtemps continué, à la troisième centésimale, dans le cas d'hypertrophie chez les jeunes gens par suite d'exercices musculaires exagérés.

Ceci nous amène à signaler une propriété importante dans la sphère du système musculaire. « Je regarde l'arnica, disait Rademacher (2), comme le remède spécial des muscles. J'ai fait disparaître, par ce moyen, des douleurs musculaires fixes que je considère comme des affections primitives de ces organes. Un homme prit, à la suite d'un refroidissement, un rhumatisme

(1) Cfr. *Schmidt's Jahrbücher*.

(2) Rademacher, *Rechtfertigung der Erfahrungsheillehre*, Berlin, 1852, Bd. I, 1843.

du muscle occipital qui résista à tous les antirhuma-
tiques. Je le guéris en trois jours par trois tasses d'infusion chaude de dix grains d'arnica. »

Ce médicament agit principalement sur les muscles,
a dit Teste, sans connaître le paracelsiste Rademacher.
— On peut lire cette action de l'arnica à travers les
nombreux symptômes de la pathogénésie hahnemannienne. — Suivant Richard Hughes, l'arnica est avant
tout musculaire, myotique ; c'est le principal remède
des affections qui ont été décrites sous le nom de
myalgie, dues au surexercice des muscles, ce qui cor-
respond à la jourbure des chevaux.

Quant aux propriétés fébrifuges du médicament, elles
sont incontestables, appuyées par de nombreuses observations. Sous ce rapport, il vaut ce qu'il vant ; ce
quinquina des pauvres dont M. Fonssagrives a fait un
pauvre quinquina, peut, à un moment donné, être supérieur à l'écorce du Pérou ; tout cela dépend des circonstances et de l'individualité. Trinks recommande l'arnica à la suite du quinquina : souvent, est-il probable,
il vaudrait mieux en agir ainsi que de continuer de
hautes doses de sulfate de quinine qui ne font qu'en-
rayer la guérison et empoisonner l'organisme.

Reste une dernière application de l'arnica fort curieuse, en rapport avec ses propriétés vulnéraires. —
Le docteur Fischer a publié trois observations d'*hygroma patellaris* guéri par ce médicàment. Dans une première observation, il s'agit d'une femme de chambre
âgée de 30 ans : hygroma au genou gauche, contracté
par l'habitude de se mettre souvent à genoux ; guérison en trois semaines par arnica 30°, prise à l'intérieur.
— Dans la seconde, femme de 50 ans ; hygroma gauche

datant de six semaines; arnica 3°, trois fois par jour; guérison en deux septénaires.— Troisième observation, femme de 34 ans; hygroma du côté gauche développé par pression habituelle contre un mur. Nombre de remèdes avaient été employés inutilement: le médecin déclare qu'il n'y a plus que l'opération. Le 5 juillet, arnica 3°, trois fois par jour; la tumeur était alors grosse comme un petit œuf de poule. Le 17 juillet, diminution; même remède. Au 13 septembre, l'hygroma était réduit à la grosseur d'une noisette. On continue l'arnica; guérison complète après quelques semaines(1).

Combien il y a loin de ces nombreuses applications au bilan trilogique dressé par M. Fonssagrives! L'arnica a déjà tenu beaucoup, elle promet plus encore. Donc, il faut l'étudier à fond sans donner la moindre créance aux dires contradictoires, articulés à Montpellier.

C'est, du reste, une idée fixe chez l'honorable professeur que celle de réduire les applications multiples des médicaments : il la formule dans son dernier ouvrage, et considère comme une des causes du discrédit de la thérapeutique l'emploi du même remède dans une foule de maladies différentes. M. Fonssagrives vise évidemment à faire de la thérapeutique facile et amusante: ce sentiment part d'un bon naturel. Combien il serait plus simple, à côté de l'arnica qui n'a que trois applications, d'en admettre seulement quatre pour la belladone, cinq pour l'arsenic... et arrivé à dix, de faire une croix! Tout en taillant aux médicaments ce lit de Procuste, le professeur de Montpellier ferait bien de leur demander si cela va à leur taille, et

(1) *Allg. Hom. Zeitung*, Bd. 58.

d'autre part, n'est-il pas à craindre avec cette simplifica-
tion à outrance, qu'on ne l'assimile à ces professeurs de
langues qui se font fort d'apprendre l'allemand ou l'anglais, en moins de vingt leçons ?

CHAPITRE IX.

LES PRINCIPES DE THÉRAPEUTIQUE GÉNÉRALE
DE M. FONSSAGRIVES.

De l'article *arnica* du Dictionnaire encyclopédique
aux *principes de thérapeutique* de l'auteur (1) il n'y a
qu'un pas. S'il était permis de conclure du particulier
au général, j'émettrais le même jugement sur le livre
que sur l'article. D'ordinaire, nos livres de médecine
ne sont pas parfaits. Il en est peu qui restent, beaucoup partent. Celui de M. Fonssagrives est-il déjà
parti? C'est délicat à dire et même peu parlementaire.
Quel que soit son sort, il mérite critique, vu les assertions et la position du professeur de Montpellier.
Beaucoup de choses me choquent en cet ouvrage : je
veux dire ma pensée sur les points principaux.

I. M. Fonssagrives se déclare néo-vitaliste. En quoi
ce néo-vitalisme diffère-t-il de celui des préopinants?
C'est ce qu'il est difficile de saisir à travers la phraséo-
logie verbeuse de l'auteur : *verba et voces*, voilà tout ce
que j'ai compris. Il y a longtemps qu'on parle de principe vital à Montpellier. La célèbre faculté a trop vécu
de ce vitalisme amphigourique, vitalisme aussi peu
compromettant que peu catholique, abritant à la fois

(1) Fonssagrives. *Principes de thérapeutique générale, ou le médicament.
étudié aux points de vue physiologique, posologique et clinique.* Paris, 18 5

le scepticisme et l'athéisme de Barthez jusqu'au spiri-
tualisme de Lordat. Mieux vaut revenir à l'enseignement du catéchisme. M. Fonssagrives, au lieu de poser
en néo-vitaliste, ce qui n'est pas sérieux, aurait dû affirmer ici la doctrine de l'Église : omission grave de sa
part, à moins qu'il ne pense comme certain professeur
catholique de la Faculté de Paris (1), que « la science et
la foi doivent s'ignorer mutuellement, » proposition
qui n'a pas le sens commun et qui en outre est héré-
tique (2).

II. Depuis Bichat jusqu'à nos jours, tous sont tombés à bras raccourcis sur la thérapeutique, en tant que
pharmacodynamie. Un *tolle* général s'est élevé sur son
peu de progrès, ses incertitudes, ses erreurs, même sur
ses folies et ses hontes. Ces verdicts ont été prononcés
surtout par les princes de la science ; M. Fonssagrives
fait chorus. Comme toujours, la réaction a dépassé le
but. Cependant le mal est positif dans l'école allopathique, il augmente même ; pour comble de décadence,

(1) M. Chauffard.

(2) M. Fonssagrives qui se déclare néo-vitaliste, aurait dû aussi s'affirmer néologiste : ce sont là ses tendances. Sans comprendre le génie
de la langue de Pascal, de Cicéron et d'Hippocrate, il accole des mots
sans goût, sans discernement, et les hybride à sa manière. C'est avec
de tels matériaux qu'il a construit une classification de médicaments ri-
dicule et impossible. Montpellier n'a plus rien à envier à Paris : la faculté méridionale a trouvé son Piorry. M. Fonssagrives fait assister son
lecteur à tout un défilé de médicaments caléfiants, supplétifs, parapur-
gatifs, iocratiques, hypo-et hypercinétiques, angiopausiques, fibrolysi-
ques et hypotrophiants ; puis viennent les peptagogues, les lactogogues,
les paralactogogues, les ecdacryogogues, les ecboliques, les ecbéchi-
ques, etc...

Dieux ! quel latin et quel grec ! définitivement M. Fonssagrives est
encore plus *cacologue* que néo-vitaliste. Si Rabelais vivait encore, il l'ap-
pellerait *le plus grand excoriateur de la langue latiale* et græcale, sans
aucun français.

la réclame des spécialités règne et gouverne. La très-grande majorité des médecins va chercher à la quatrième page des journaux un enseignement que les facultés n'ont pas su lui donner.

Telle est la position. Toutefois, M. Fonssagrives ne se décourage pas. « Arrivé à une période de la vie médicale où les illusions ne sont plus permises, » il sent « sa confiance thérapeutique grandir tous les jours. » Il veut réagir et propose des remèdes contre le scepticisme qui nous dévore. Ici, il faut citer complètement le professeur de Montpellier : « Ces moyens, dit-il, sont au nombre de trois.

1° Étudier les médicaments, s'habituer à les combiner, à les doser, à les formuler, faire en un mot de la pharmacologie une étude sérieuse et approfondie;

2° Suivre dans les essais thérapeutiques que l'on institue les règles d'une philosophique expérimentation.

3° Ne plus séparer l'hygiène de la thérapeutique, et faire bénéficier cette science des ressources auxiliaires précieuses que la première lui offre. »

Formuler, expérimenter, associer l'hygiène à la thérapeutique, sont-ce là des moyens sérieux pour détruire le scepticisme régnant et faire une restauration ? M. Fonssagrives n'y a pas pensé. Mais depuis Galien on a formulé, on a expérimenté, on a fait de l'hygiène, et ces trois moyens, où nous ont-ils mené ? Une expérience vingt fois séculaire a été faite sur les trois arcanes de M. Fonssagrives. La question est jugée.

De cette trilogie, il faut exclure l'hygiène. Il s'agit de restaurer la thérapeutique en tant que pharmacodynamie. L'hygiène n'y peut rien. Reste l'art de formuler et l'expérimentation philosophique.

Eh quoi! c'est en formulant, en associant des remèdes les uns aux autres qu'on va restaurer la thérapeutique! Mais nous voilà rejetés en pleine polypharmacie. M. Fonssagrives a beau dire que l'association médicamenteuse n'est pas la polypharmacie, il se trompe ou n'est pas conséquent dans ses dires (1).

Que l'on fasse de la thériaque avec cent cinquante remèdes, ou quand on en associe seulement trois, cinq ou dix, cette polypharmacie réduite est tout aussi anti-scientifique que celle des philoniums et des orviétans. M. Fonssagrives semble un peu réduire son association

(1) Comme preuves à l'appui, je tiens à citer les passages suivants de l'auteur, pour faire connaître en même temps son style et ses idées : — La fréquence des prescriptions, qui seule peut donner l'habitude des formes médicamenteuses, peut seule faire aussi que l'on conserve des connaissances pharmacologiques laborieusement acquises. Il faut, en effet, se servir bien souvent d'un médicament pour en rester le maître ; c'est une arme qui se rouille promptement par l'inaction ; les substances actives ont surtout besoin d'être maniées journellement et sous toutes leurs formes, si on ne veut se laisser arrêter par des craintes chimériques, voir partout des poisons, et régler sa prudence sur des idiosyncrasies exceptionnelles. Voir les médicaments, les toucher, les doser, les prescrire souvent, ne jamais, pour obéir à une crainte chimérique, amoindrir les doses dont l'expérience a consacré l'innocuité, combiner les substances, les alterner, les remplacer les unes par les autres, tels sont les moyens assurés de conserver ses ressources et d'avoir à son service une thérapeutique qui ne sera que rarement prise au dépourvu (p. 21).

L'association médicamenteuse, modérée et raisonnée, a ses avantages et il convient de ne pas s'en priver. Les pharmaciens se plaignent, et non sans raison, de la décadence de l'art de formuler; les adjuvants et les correctifs, voire même les excipients, toutes les fois que cela est possible, disparaissent et la substance médicamenteuse est réduite à elle-même (p. 53).

Est-il permis à un professeur chargé du haut enseignement de la clinique à Montpellier, d'écrire que *le moyen assuré* d'avoir une thérapeutique, c'est de voir les médicaments, les toucher, les doser, etc. !!! Je plains les élèves.

médicamenteuse à l'adjonction des correctifs. Mais c'est toujours cette polypharmacie contre laquelle il a quelques passages animés, « qui est le refuge de la médiocrité clinique, et qui brouille tout, confond tout, complique tout. » D'autre part, le but de tous ces mélanges, c'est-à-dire la tolérance des médicaments, est inadmissible scientifiquement, ne reposant que sur des hypothèses; c'est ajouter faute sur faute, faire de la polypharmacie à l'aveugle pour corriger une posologie vicieuse. Qu'est-il besoin d'ajouter de l'opium à l'arsenic pour faire tolérer ce dernier, quand il suffit d'en abaisser la dose? Non-seulement M. Fonssagrives est polypharmaque et partisan des correctifs; il croit encore aux succédanés et aux adjuvants. Je croyais que tout cela avait disparu devant les justes sévérités de la science moderne. Il paraît qu'à Montpellier on respecte encore ces vieilleries. Le docteur *Rondibilis* doit rire dans sa barbe de voir son traité *de compositione medicamentorum* toujours en vogue chez ses arrière-petits-neveux. Ah! si Molière ressuscitait!...

Puisqu'il s'agit de restaurer la thérapeutique, la polypharmacie doit être absolument proscrite. Nous ne connaissons pas à fond un seul médicament, et nous irions les mélanger pour y voir plus clair? Ce serait manquer au sens commun. Donc, l'art de formuler, qui n'est que l'art de mélanger les médicaments, n'est nullement un *moyen assuré* de fonder la thérapeutique.

III. Il faut aborder maintenant le second moyen de sauvetage de M. Fonssagrives, ce qu'il appelle l'expérimentation philosophique. Je sais bien ce que c'est que l'expérimentation, mais j'ignore ce que peut être l'expérimentation philosophique. L'auteur a oublié d'en donner la définition : cet oubli vient évidemment de l'impuissance. Alors pourquoi mettre le beau nom de philosophie *à toutes les sauces?*

Oui, il faut expérimenter. C'est là le critère suprême. Mais comment faut-il s'y prendre? Là est toute la question.

Sur le terrain de la pharmacodynamie, il y a forcément deux expérimentations, l'expérimentation physiologique et l'expérimentation clinique. Cette dernière serait mieux appelée vérification.

L'expérimentation physiologique n'est autre que l'expérimentation des médicaments sur l'homme sain et les animaux. La réduisant surtout à l'homme, Hahnemann l'avait nommée avec raison expérimentation pure.

L'expérimentation doit précéder la vérification. C'est la physiologie des médicaments qui indique leur application thérapeutique. Il faut conclure de la physiologie à la clinique : voilà le moyen assuré de fonder une thérapeutique.

M. Fonssagrives nie carrément la valeur de l'expérimentation sur l'homme. « Il n'y a pas à espérer, dit-il, qu'on tire jamais des connaissances bien décisives de ce genre d'informations. » Et en disant cela, il vise uniquement les pathogénésies homœopathiques. Mais avant, pendant et en dehors de Hahnemann, est-ce qu'il n'y a pas une masse de faits physiologiques légués par la tradition et s'accumulant tous les jours? Ces richesses considérables sont-elles à dédaigner et doivent-elles rester improductives, et d'un autre côté n'y a-t-il donc rien de bon et d'utile dans ces pathogénésies hahnemanniennes, si baroques et si incompréhensibles au premier coup d'œil?

Le professeur de Montpellier est loin de partager les espérances que fonde M. Claude Bernard sur l'expérimentation chez les animaux (p. 280). Il a raison d'en limiter la valeur. Mais voici ce qu'il pense de l'expérimentation toxicologique. « Quant aux renseignements de la toxicologie humaine et aux expériences toxicologiques instituées avec les médicaments sur les animaux, on a certainement aussi exagéré leur valeur. Les symptômes déroulés par un organisme écrasé sous le poids de doses toxiques d'un médicament énergique, ne sont pas ceux que des doses modérées auraient produits ; on a sous les yeux une intoxication et non une impression, et l'on ne saurait conclure de l'une à l'autre ; ce qu'on ne manque pas cependant de faire. Qui ne sait que l'on a poussé l'erreur expérimentale jusqu'à invoquer des résultats empruntés à des animaux, soumis au préalable à la ligature de l'œsophage, c'est-à-dire à une opération bien perturbatrice par elle-même? C'est ainsi qu'on abuse de tout. » (P. 284.)

Que d'erreurs dans ce court et lourd paragraphe! Cette exécution en douze lignes de la pharmacodynamie toxicologique est par trop sommaire et antiscientifique. Comment M. Fonssagrives a-t-il pu formuler un pareil jugement?

En somme, le professeur de Montpellier nie, ou annihile la valeur des connaissances physiologiques des médicaments, quelle qu'en soit l'origine. Il ruine la thérapeutique par la base, en en rejetant la première assise. C'est là une erreur capitale.

La physiologie des médicaments s'impose à la théra-

peutique comme nécessité première. — Le premier devoir de l'artiste est de posséder la connaissance parfaite
des instruments de sa profession ; mais hélas ! personne
ne croit que tel est le devoir du médecin (Hahnemann).
— Sans physiologie des médicaments, pas de connaissance parfaite de nos instrûmnets : nous ressemblons
alors à ces enfants qui balancent gauchement, dans
leurs mains, des armes dangereuses, sans en connaître
le maniement et la portée.

La connaissance approfondie des propriétés physiologiques des médicaments est la question préliminaire
et fondamentale de la thérapeutique. Galien l'avait dit
depuis longtemps : *medicamentorum facultates nosse me-
dendi methodum præcedit.* — Haller a écrit, à ce sujet,
un passage qu'on ne saurait trop méditer (1), en procla-
mant que l'expérimentation pure doit précéder l'expérimentation clinique. Arrive Hahnemann qui en a fait
avec raison la première assise de la thérapeutique :
ce sera un éternel honneur pour sa mémoire de nous
avoir montré la voie ; il nous a fait sortir de l'hypothèse
pour nous établir dans le positivisme. Le jour où il
publia ses *fragmenta de viribus medicamentorum positivis, sive in sano corpore observatis,* il avait créé l'expérimentation véritable et posé les fondements de la pharmacodynamie ; il iaut lire à l'appui sa préface, chef-
d'œuvre de bon sens et de génie. Cet homme illustre a
beau être bafoué, ridiculisé par des adversaires pas-

(1) Nempe primum in corpore sano medela tentanda est, sine pere-
grina ulla miscela ; odoreque et sapore ejus exploratis, exigua illius dosis
ingerenda et ad omnes quæ inde contingunt affectiones, quis pulsus,
quis calor, quæ respiratio, quænam excretiones, attendendum. Inde ad-
ductum phænomenorum in sano obviorum, transeás ad experimenta in
corpore ægroto (Haller. *Pharmacopæa helvetica*).

sionnés et inintelligents, il n'en a pas moins eu une influence mystérieuse et remarquable sur le mouvement scientifique dans la section de la thérapeutique. La majorité des médecins, surtout dans les régions officielles, tout en repoussant l'homœopathie, a subi peu à peu la révolution dont Hahnemann est l'auteur. Grâce à lui, le régime sanguinaire de la lancette a cessé ; la polypharmacie a disparu en partie ; la posologie traditionnelle, souvent dangereuse, a été abaissée. On a compris la nécessité de l'expérimentation physiologique, et quoiqu'elle se fasse presque exclusivement sur les animaux, ses résultats, quoique très-incomplets et très-inférieurs, n'en sont pas moins un certain apport pour la pharmacodynamie.

Au fond, M. Fonssagrives accepte parfaitement et proclame la nécessité première des études physiologiques dans l'essai des médicaments (p. 277-278) ; il oppose le laboratoire à la clinique, « le laboratoire qui étudie le médicament en lui-même d'une façon abstraite, en quelque sorte, et en dehors des applications qu'on en pourra faire ; la clinique, qui s'approprie ces données expérimentales, et qui, sans se laisser dominer par elles, les utilise pour le problème pratique dont elle poursuit la solution... L'essai vrai, complet d'un médicament, n'est ni œuvre de laboratoire, ni œuvre de clinique, mais œuvre de laboratoire et de clinique réunis. »

Tout cela est parfait, à peu de chose près ; mais que faire en ce laboratoire ? il s'agit d'*essayer* les médicaments : évidemment, il ne suffira pas d'employer le scalpel, le microscope et le creuset. Il faut nécessairement les essayer sur les organismes vivants : l'homme ou les animaux. Or, nous l'avons vu, M. Fonssagrives proscrit à peu près ou annihile ce genre d'expérimentation. En posant de telles prémisses, il n'a pas songé à toutes ses inconséquences.

Il existe des laboratoires remarquables, entre autres celui de Claude Bernard. Un beau livre en est sorti *sur les effets des substances toxiques et médicamenteuses*. Toutefois, j'ose dire que ces études intrinsèquement belles sont à peu près stériles pour la thérapeutique : ici la clinique n'a pas profité du laboratoire. Il nous arrive aussi des laboratoires allemands nombre de travaux sur les poisons ou médicaments avec force hécatombes d'animaux, surtout de 'espèce grenouille. Je suis frappé encore, pour mon compte, de la stérilité de toutes ces œuvres au point de vue clinique, même des conclusions et des applications erronées qu'on en tire. Chose remarquable, Claude Bernard, lui-même, ne paraît avoir aucune confiance, pour le moment, dans les données de la physiologie par rapport à la thérapeutique ; il renvoie le médecin à l'empirisme, en attendant que la médecine expérimentale soit constituée scientifiquement (1). M. Vulpian, autre homme éminent de laboratoire, s'élève avec énergie contre les explications nombreuses que l'on est allé demander à la doctrine des nerfs vaso-moteurs. « J'ai toujours lutté, pour ma part (dit-il), contre cette tendance déplorable à appliquer d'une façon prématurée à la pathologie, les données encore incertaines de la physiologie expérimentale (2). La plupart des assertions qu'on émet ainsi,

(1) Cl. Bernard. *Introd. à l'étude de la médecine expérimentale.* Paris, 1865.
(2) En thérapeutique et en toxicologie que d'assertions téméraires ! le sulfate de quinine a une influence favorable sur la fièvre intermittente,

sans aucune espèce d'esprit critique, sont d'ailleurs
absolument dénuées de preuves : ce sont des concep-
tions de cabinet comme chacun peut en imaginer à
plaisir. »

M. Fonssagrives proteste lui-même contre les tendances de la physiologie contemporaine. Ce n'est pas
pour lui la physiologie véritable : c'est du physiolo-
gisme. Il en redoute « les empiétements et les précipi-
tations. » Nous en sommes donc réduits à beaucoup
d'espérance et à beaucoup de réserves du côté du laboratoire annexé à la clinique; quant à celui de M. Fonssagrives, faut-il en attendre quelque chose? On voit
bien ce qu'il en ôte, on ne comprend pas ce qu'il y
met.

IV. Faisant aussi bon marché de l'expérimentation
physiologique, est-il étonnant que M. Fonssagrives fasse
fi de la loi de similitude? Comme Trousseau, ne pouvant
la nier, il la limite à quelques médicaments et finit par
la réduire à une substitution locale, en invoquant, bien
entendu, à l'appui l'action du nitrate d'argent sur l'œil
enflammé.

« Il est incontestable (dit-il) que quelques substances
développent un ensemble de symptômes dans certaines
maladies auxquelles ils sont homœopathiques, pour me
servir d'un des termes de la langue hahnemannienne;

parce qu'il agit sur les nerfs vaso-moteurs; la strychnine détermine des
convulsions, parce qu'elle provoque une dilatation des vaisseaux de la
moelle épinière; l'opium est soporifique, parce qu'il fait resserrer les
vaisseaux de l'encéphale; le bromure de potassium n'exerce son action
dépressive sur le système nerveux que par son influence sur l'appareil
vaso-moteur, et ainsi de suite pour toutes les substances toxiques et médicamenteuses. (Vulpian. *Leçons sur l'appareil vaso-moteur*. Paris, 1875.)

mais pour quelques exemples isolés et dont le témoignage monotone est toujours invoqué, ne voit-on pas la grande majorité des médicaments inaptes à produire le moindre symptôme des maladies auxquelles on les oppose? »

Si, au lieu d'écrire des vulgarités sur le médicament en général, M. Fonssagrives avait étudié un seul médicament à fond, il aurait compris la valeur de la loi de similitude. A la manière dont il a traité quelques médicaments en particulier (arnica, bryone, pulsatille, etc.), il n'est pas possible de lui accorder un crédit sérieux en la matière.

Pour mon compte, j'affirme contradictoirement, avec quelque connaissance de cause, qu'il n'est pas un seul médicament actif qui ne soit soumis à la loi de similitude. Pour s'en convaincre, il suffit d'étudier toute la série de nos médicaments héroïques, mais par une méthode autre que celle du professeur de Montpellier. Sans doute la loi hippocratico-hahnemannienne a ses déviations, ses obscurités, ses contradictions ; il est même nombre de faits thérapeutiques qu'on ne peut expliquer par elle ; mais, ces réserves posées, elle n'en est pas moins le fait le plus fréquent ressortant des entrailles de l'observation.

Je vais plus loin. Le fait capital est de partir des propriétés physiologiques pour arriver à leur application thérapeutique ; quelle que soit la voie que l'on prenne, que l'on conclue à droite et à gauche, dans le sens similaire ou autre, peu importe en un sens. La clinique est là pour contrôler les données physiologiques : en général, ce critère est éminemment favorable à la loi fondamentale de la doctrine hahnemannienne. Quel que soit le résultat obtenu, qu'il soit homœopathique ou énantiopathique, qu'il relève même du pur empirisme (1), le fait clinique acquis est une conquête de plus pour la thérapeutique. C'est par cette voie féconde que l'on est arrivé à reconnaître à nombre de médicaments des spécialités d'action très-curieuses, et nous devons remercier Hahnemann d'avoir enseigné aux médecins à baser leurs médications sur la physiologie même des médicaments (1).

V. Qui ne sait, dit M. Fonssagrives (p. 282), que les sujets des essais de Jörg ont accusé des phénomènes, et de la meilleure foi du monde, qu'on n'a jamais pu réaliser depuis avec les mêmes médicaments et les mêmes doses ? — Le professeur de Montpellier serait bien embarrassé pour indiquer les travaux qui ont été faits contradictoirement à ceux de Jörg : je ne sais sur quoi il appuie ses dires.

Quant à moi, je ne connais pas, soit en France, soit à l'étranger, un seul travail démontrant qu'on n'a pas pu réaliser les phénomènes signalés par Jörg avec les mêmes médicaments et les mêmes doses. Le professeur allemand avait entrepris ses expériments physiologiques sur seize médicaments, avec de nombreux élèves, pour contrôler les pathogénésies hahnemanniennes : il en est sorti une copie conforme. Certainement, M. Fonssagrives n'a pas lu les *Materialen* de Jörg. Je viens de les relire. J'ai pris la peine de

_____

(1) On peut dire à ce point de vue, comme interprétation générale, que les médicaments agissent *similiter*, *elective*, *contrarie* et *empirice*. Ces deux derniers modes sont l'exception. Les deux premiers sont si fréquents et si souvent associés qu'on peut les confondre dans la même formule ou loi homœoélective.

comparer ces études avec celles de Hahnemann et toutes celles que nous possédons d'autre part sur les mêmes médicaments. Or, j'affirme qu'elles sont la justification complète des pathogénésies hahnemanniennes et aussi de tous les faits afférents fournis par l'école allopathique.

Dans ce mémoire, j'en ai donné la preuve pour l'arnica. Si l'on veut se donner la peine de lire l'ouvrage allemand de Jörg, on en trouvera la démonstration pour les autres médicaments, tels que l'opium, la digitale, l'asa fœtida, la valériane, la fève de Saint-Ignace et l'iode. Qu'on lise surtout les expériences que Jörg a faites sur lui-même avec ce dernier médicament, et l'on trouvera la plus grande conformité avec les expériments de Hahnemann et ceux de l'école allopathique. Si les travaux de Jörg confirment Hahnemann et les nombreux faits pharmacodynamiques qui ont été révélés de tous côtés en dehors de l'école homœopathique, que devient l'assertion de M. Fonssagrives? Quelle légèreté et quelle ignorance dans ses affirmations?

On a beaucoup attaqué Hahnemann et son école, mais avec les seules armes de la plaisanterie, des injures et même de la calomnie (1) : ce qui n'est pas

(1) M. Fonssagrives est passé maître en ce petit métier (voir p. 251, 254, 255... 274, 282, et les articles *arnica, anémone pulsatille, bryone*, etc., du Dictionnaire de Dechambre). Il devrait comprendre que tout cela n'est ni digne, ni sérieux, pas même honnête.

En outre, le professeur de Montpellier fait preuve, en maints endroits, d'une profonde ignorance de la doctrine homœopathique. Il se demande, à propos de la pulsatille, « quelles sont les opérations d'esprit qui ont conduit Hahnemann et ses successeurs à faire à ce médicament une place aussi absorbante dans les cadres de la pharmacie homœopathique. » Je l'ignore, dit-il. — M. Fonssagrives ne sait donc pas que ces opéra-

acceptable sur le terrain scientifique. Mieux vaudrait des travaux de contrôle d'autant plus nécessaires que l'observation, dans l'espèce, est longue et difficile.

Je ne connais pas en France et à l'étranger un seul adversaire sérieux de Hahnemann. Jörg est l'unique médecin qui l'ait contrôlé réellement : il n'a fait que lui rendre hommage. En France, M. Gubler, professeur de thérapeutique à la Faculté de Paris, a expérimenté un jour l'aconit dans l'aconitine : il s'est tellement rencontré avec Hahnemann qu'on serait tenté de croire au plagiat. On ne peut pas toucher à un seul médicament étudié par le célèbre réformateur, sans être obligé de reconnaître la vérité de ses dires. Il est fâcheux pour lui que ses pathogénésies soient déparées par des inutilités et des ridiculités. Les esprits superficiels, comme M. Fonssagrives et tant d'autres, se trouvent tout de suite arrêtés par *la formication du petit doigt et le cliquement dans la tête* : ils ne voient rien au delà, sans se douter des richesses qui se trouvent par derrière.

Il ne faudrait pas toujours voir aussi l'homœopathie à travers le globule. Toutefois le globule a sa raison d'être : il existe au même titre que la pilule et le bol ; il a ses preuves et les a faites beaucoup mieux que ces derniers.

tions d'esprit ne sont autre chose que des expériments physiologiques desquels on déduit l'application thérapeutique. Quand on combat des adversaires, on devrait au moins les comprendre : ceci est élémentaire dans tout débat scientifique.

A propos de la pulsatille et des propriétés que lui a reconnues Hahnemann, M. Fonssagrives s'écrie en plaisantant : *heureuses les plantes, si elles connaissaient leur bonheur!* est-ce que les médecins, leurs malades surtout, ne seraient pas plus heureux, s'ils connaissaient un peu mieux les plantes et leurs propriétés?

Pour bien comprendre Hahnemann ; il vaudrait mieux ne pas le lire, mais le vérifier sur le terrain de ses pathogénésies. Le jour où l'on suivra cette voie, la lumière sera faite. C'est la voie que j'ai prise pour m'éclairer moi-même sur la question hahnemannienne, en étudiant l'arsenic en de nombreux mémoires (1).

VI. Il est question depuis longtemps de fonder sur la physiologie ce qu'on appelle la médecine expérimentale, mot ambitieux qui a besoin d'être précisé, qui serait un non-sens historique, s'il était pris d'une manière absolue : la médecine expérimentale n'a pas besoin d'être fondée ; il y a plus de deux mille ans que la médecine expérimente. Pour réduire la question à son

(1) Un jour Trousseau, pathologiste éminent, écrivant l'article Arsenic dans son Traité de thérapeutique, s'emporta avec violence contre les homœopathes : « Il ne faut pas donner, disait-il, comme symptômes de l'infection arsenicale des accidents tout à fait exceptionnels et qui sont le résultat du hasard, ou qui surviennent chez des gens doués d'une susceptibilité extrême... Il en est de même de quelques phénomènes qui se sont produits quelquefois pendant l'emploi des préparations arsenicales : ainsi la stupéfaction du système nerveux, le frisson fébrile revenant à des périodes fixes, la paraplégie, la fièvre hectique, les douleurs articulaires, la leucophlegmasie, l'exanthème chronique universel, etc. Nous ne parlerons pas ici des singulières rêveries des homœopathes hypochondriaques et des innombrables symptômes qu'ils ont découverts à l'arsenic ; nous les laisserons dans les idées qu'ils caressent et auxquelles ils s'efforcent de croire. »

Ces quinze lignes de Trousseau m'ont coûté vingt ans de travail pour en démontrer l'erreur et justifier Hahnemann. J'ai plus que prouvé, rien qu'à l'aide des documents allopathiques, que les travaux des homœopathes sur l'arsenic et leurs innombrables symptômes étaient loin d'être des rêveries d'hypochondriaques. Sur ce seul médicament, on peut juger de la force des adversaires de Hahnemann ; et encore, parmi eux, cité-je les plus hupés. (Imbert-Gourbeyre, *De l'action de l'arsenic sur le cœur*, Paris, 1874.)

terrain véritable, il s'agit surtout de fonder la thérapeutique expérimentale sur la physiologie des médicaments.

« La physiologie médicamenteuse, dit M. Fonssagrives
(p. 156), ou la science des médicaments, entre dans une
voie féconde, et M. Claude Bernard aura eu l'honneur
de lui tracer son pragramme. »

L'homme qui lui a tracé cette voie féconde, ce n'est
point l'illustre professeur du Collége de France : il faut
céder ici le pas à Hahnemann. Cl. Bernard n'a rien
fondé encore : il s'en défend même. Hahnemann a
réellement fondé la thérapeutique expérimentale.

Attendu que les véritables médicaments sont des
poisons ou agents nuisibles, leurs actes physiologiques
« *vires positivæ* » s'expriment par des accidents morbides. L'ensemble de ces accidents constitue pour chacun une pathogénésie, c'est-à-dire l'histoire d'une
maladie médicamenteuse qui s'appelle maladie satur-
nine, mercurielle ou aconitique, suivant la substance
employée.

Les médicaments ne peuvent être étudiés sûrement,
complètement que sur l'homme sain : il faut nécessairement expérimenter en santé sur le même champ où
l'on doit opérer en temps de maladie.

Les expériences sur les animaux ne peuvent être
qu'auxiliaires et d'une utilité très-restreinte. Les conclusions à en tirer pour l'homme sont souvent fausses.
C'est là ce qui explique la stérilité des travaux de laboratoire, en ce qui touche la thérapeutique. Que peut-on
attendre de sérieux et de complet de toutes ces hécatombes d'animaux où domine la grenouille ?

Il faut étudier les médicaments ou, ce qui est la

même chose, les maladies médicamenteuses, comme on étudie les maladies spontanées. Les premières ont aussi leur évolution, leurs formes, leurs variétés et leurs lésions.

L'histoire si bien faite aujourd'hui des maladies saturnines en est la meilleure démonstration, ainsi que de la nécessité et de l'importance de l'expérimentation pure. Si les nombreux médecins qui ont étudié les maladies du plomb, n'avaient pas eu pour sujets les ouvriers employés à la fabrication de la céruse, à la préparation des couleurs et à la peinture, en d'autres termes, s'ils n'avaient pas eu une expérimentation pure toute faite, où en serait aujourd'hui la nosographie des maladies saturnines ? Sont-ce les laboratoires avec leurs grenouilles qui eussent enfanté d'aussi beaux travaux ?

La physiologie des médicaments s'alimente à quatre sources : les empoisonnements, les accidents causés par les médicaments administrés dans l'état de maladie, les expériences directes sur l'homme et les animaux. Les trois premières sources sont les plus abondantes ; la quatrième, celle des chiens, des lapins et des grenouilles est pauvre. Hahnemann l'a négligée : il a eu raison de travailler sur un terrain plus riche.

L'histoire des empoisonnements, quoi qu'en dise M. Fonssagrives, est d'une importance majeure pour la physiologie des médicaments. Où en serions-nous pour l'histoire du plomb, du mercure, de l'arsenic et du phosphore, si nous avions mis de côté les contributions toxicologiques ? Combien de travaux intéressants à faire dans ce champ d'une expérimentation déjà toute faite ? Il ne s'agit que de compiler et d'analyser. Le médecin qui, par exemple, recueillerait religieusement tous les

faits d'empoisonnement par la belledone répandus çà
là dans tous les journaux français et étrangers, en ferait le dépouillement et l'analyse, ce médecin rendrait
un service éminent à la science. C'est le moyen de connaître les physionomies diverses, les évolutions multiples et les lésions des médicaments dans la région des
doses toxiques. Le médecin ne peut pas lui-même réaliser ces expériments, mais il doit profiter de tous les
faits toxicologiques enfantés par l'imprudence ou par
le crime; mieux vaut une bonne observation d'empoisonnement que dix hécatombes de grenouilles.

Il faut en dire autant des accidents des médicaments
administrés pendant la maladie : autre source importante de physiologie médicamenteuse.

Reste une troisième voie, celle de l'expérimentation
sur l'homme en bonne santé. C'est la voie suivie par
Hahnemann, Jörg, les expérimentateurs de Vienne et
nombre d'observateurs isolés. Ces expériments viennent compléter sur le terrain des doses inférieures les
contributions toxicologiques. Hahnemann, tout en
faisant de l'expérimentation sur l'homme sain, n'a point
négligé les deux premières sources.

L'expérimentation humaine, avec sa triple source,
doit être le véritable programme de la physiologie des
médicaments, y compris l'expérimentation bestiale
comme auxiliaire. Au fond, tel est le programme hah-
nemannien, bien supérieur à celui de Claude Bernard.

On peut critiquer Hahnemann sur les défauts de ses
pathogénésies. Il n'a pas eu la prétention de faire
quelque chose de complet en cette matière difficile,
mais il a montré la voie : c'est là son mérite. A cette
heure, la physiologie des médicaments devrait être

l'œuvre de tous, si l'on veut fonder sérieusement la thérapeutique expérimentale.

Ici, je m'arrête. D'une simple observation d'empoisonnement par l'arnica, je suis arrivé à faire l'histoire de ce médicament, à disserter même sur les hautes questions de pharmacodynamie, à propos de critiques adressées à M. Fonssagrives. J'ai osé être sévère à l'égard de ce professeur distingué : mais je crois avoir été juste.

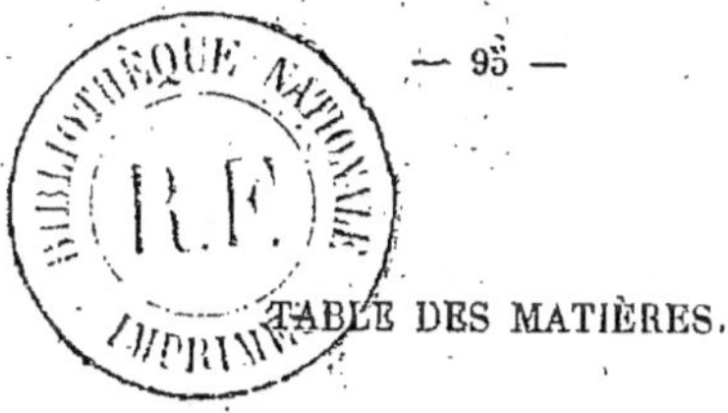

TABLE DES MATIÈRES.

INTRODUCTION.. 1

CHAPITRE PREMIER. — Faits d'empoisonnement avec prédominance
    d'action entérique.. 3

CHAPITRE II. — Faits d'empoisonnement avec prédominance d'ac-
    tion sur le système nerveux..................................... 8

CHAPITRE III. — Action entérique de l'arnica..................... 15

CHAPITRE IV. — Action sur les centres nerveux et le cœur........ 24

CHAPITRE V. — Action sur les yeux, les oreilles et le nez........... 31

CHAPITRE VI — Des exanthèmes d'arnica........................ 36

CHAPITRE VII. — L'arnica dans le traumatisme........ 50

CHAPITRE VIII. — Applications thérapeutiques diverses.... 64

CHAPITRE IX. — Les principes de thérapeutique générale de M. Fons-
    sagrives.. 73

Paris. — Typ. A. PARENT, rue Monsieur-le-Prince, 29-31.

ESPANET. .... Traité méthodique ... de médecine et de thérapeutique ... Paris, 1866, in-8 de xxx-...

TESSIER (J.-P.). Physiologie générale ... homœologie et philosophie. Paris, 1849, in-8 ...
— Histoire de la médecine fondée sur nos connaissances ... 2 vol. in-8, chacun ...
— Des rapports de la thérapeutique médicale homœopathique avec ... de la thérapeutique. Paris, 1851, in-8 de ... pages.

CABROLDA. De la signification des symptômes secondaires ... Paris, 18.., in-8 de 24 pages.
— Recherches sur l'asthme. Paris, 1851, in-8 de ... pages.

CALLAVARIE. Causeries cliniques homœopathiques. ... Paris, 1868, in-8 de 2... pages.

GRAUVER (Michel). Conférences sur l'homœopathie. Paris, 1856, in-8, viii-2.. pages.
— Des homœopathes et de leurs droits. Paris, 1866, in-8 de ...

HAHNEMANN (Sam.). Traité de matière médicale homœopathique, comprenant les pathogénésies du *Traité de matière médicale pure* et du *Traité des maladies chroniques*, traduites sur les dernières éditions allemandes par Léon Simon, médecin de l'hôpital Hahnemann, et V.-P. Léon-Simon, médecin adjoint de l'hôpital Hahnemann. Paris, 1874, tome I, in-8, xvi-760 pages. 8 fr.

HARTMANN. Thérapeutique homœopathique des maladies des enfants, traduit de l'allemand, avec des notes, par Léon Simon fils. Paris, 1851, in-8 de 400 pages. 8 fr.

HUGHES. Action des médicaments ou éléments de pharmacodynamie, par Richard Hughes, traduit par J. Guérin-Méneville. Paris, 1874, 1 vol. in-8 jésus de 630 pages. 6 fr.

IMBERT-GOURBEYRE. Lectures publiques sur l'homœopathie. Paris, 1865, in-8, 200 pages. 3 fr.
— De l'action de l'arsenic sur la peau. Paris, 1872, in-8 de 136 p. 3 fr.
— De l'action de l'arsenic sur le cœur. Paris, 1874, in-8 de ...
— La mort de Socrate par la ciguë. Paris, 1876, gr. in-8.

OZANAM (Ch.). Étude sur le venin des arachnides et son emploi en thérapeutique, suivie d'une dissertation sur le tarentisme et le tarentula. Paris, 1856, in-8 de 68 pages.
— Mémoire sur les dissolvants et les désagrégeants des produits pseudo-membraneux et sur l'emploi du brome dans les affections pseudo-membraneuses. 2e *édition*. Paris, 1869, in-8 de 48 pages. 1 fr. 50

TESSIER (J.-P.). De l'enseignement de la médecine en France. Paris, 1854, in-8 de 83 pages.
— Étude de médecine générale. Paris, 1855, in-8, 222 pages. 2 fr. 50

TESTE. Systématisation pratique de la matière médicale homœopathique. Paris, 1853, in-8, 600 pages. 8 fr.
— Traitement homœopathique des maladies aiguës et des maladies chroniques des enfants. 2e *édition*, revue et augmentée. Paris, 1856, in-18 jésus, 416 pages.
— Éléments de pathologie et de thérapeutique générales, par le Dr Jousset, médecin de l'hôpital Saint-Jacques. 1 vol. in-8 de 243 pages.

JOUSSET (P.). Éléments de médecine pratique, contenant le traitement homœopathique de chaque maladie, 2 forts vol. in-8.

JOUSSET (P.). Conférences publiques sur l'homœopathie. La réforme de Hahnemann prise pour base d'une thérapeutique positive. In-8, 1867. 1 fr. 50

JOUSSET (P.). Clinique de l'hôpital Saint-Jacques. In-8.

Paris. — A. PARENT, imprimeur de la Faculté de médecine, rue M.-le-Prince, 29-31.